火神派著名医家系列丛书

吴附子

（增订版）

吴佩衡

吴生元 ◎ 顾问

张存悌　顾树华　刘　健 ◎ 主编

中国中医药出版社
·北 京·

图书在版编目（CIP）数据

　吴附子——吴佩衡 / 张存悌，顾树华，刘健主编 .
2 版，增订版 . -- 北京：中国中医药出版社，2024.9
　ISBN 978-7-5132-8917-7

　Ⅰ . R-092

　中国国家版本馆 CIP 数据核字第 2024ZQ6845 号

中国中医药出版社出版

北京经济技术开发区科创十三街 31 号院二区 8 号楼
邮政编码　100176
传真　010-64405721
河北省武强县画业有限责任公司印刷
各地新华书店经销

开本 880×1230　1/32　印张 8.25　彩插 0.25　字数 206 千字
2024 年 9 月第 2 版　2024 年 9 月第 1 次印刷
书号　ISBN 978 - 7 - 5132 - 8917 - 7

定价　49.00 元
网址　www.cptcm.com

服 务 热 线　010-64405510
购 书 热 线　010-89535836
维 权 打 假　010-64405753

微信服务号　zgzyycbs
微商城网址　https://kdt.im/LIdUGr
官 方 微 博　http://e.weibo.com/cptcm
天猫旗舰店网址　https://zgzyycbs.tmall.com

郑钦安之后，经典火神派第一人

用药如用兵，兵不在多而只在精

真传一张纸，假传万卷书

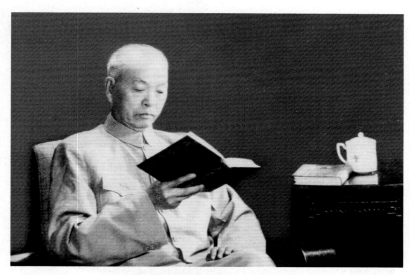

吴佩衡先生（1886—1971）

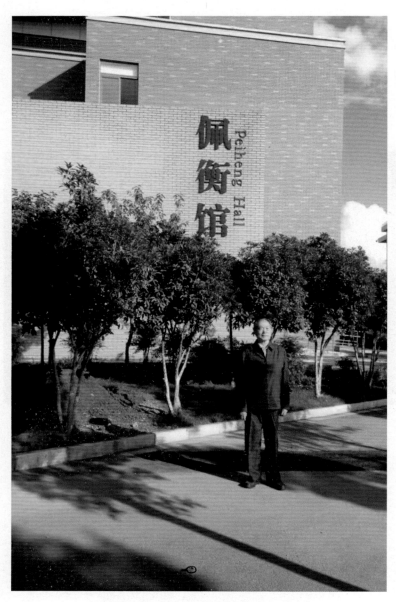

本书顾问吴生元教授在吴佩衡纪念馆前留影

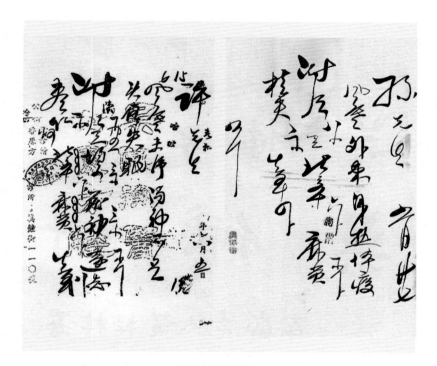

吴佩衡亲笔处方

吴附子

吴佩衡

百歲老人黄桂林署

吴佩衡先生生前挚友黄桂林老先生为本书题写书名

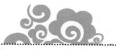

内 容 简 介

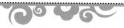

　　本书是《火神派著名医家系列丛书》之第五本。本着"系统归纳，突出特色，注重实用"原则，重点归纳了吴佩衡先生的学术思想和临床特色，突出其在火神派方面的建树，尤其是擅用附子、广用四逆汤方面的丰富经验。同时对其生平事略和道德文章也进行了探讨，包括"吴佩衡逸事"等。在阐释吴佩衡学术理论时，注重选取相关案例加以证明，以案证理，理论结合临床。

　　本书广泛收集吴佩衡的著述，包括许多未发表的手稿、文献，吴门后裔发表的回忆录，包括一些图片，弥足珍贵，为本书提供了丰富的参考资料。全书观点鲜明，纲目清晰，资料翔实，切合临床。

　　本次增订版增加了很多新资料，尤以吴氏生前留下的"家庭备用验方"特别珍贵，特予全文收录。《吴佩衡伤寒论讲义》近年首次面世，蕴含了吴氏多年研究《伤寒论》的丰富内容与独特观点，理当在本书中予以体现。其他内容也做了若干增补，使本书内容进一步丰富完善。

　　本书不仅可以推动吴佩衡学术的传承，而且有助于火神派的研究和发扬，具有较高的学术价值。适合中医界人士和中医爱好者阅读，尤其中医院校的学生会从中受到诸多启迪和教益。

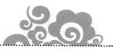

增订版前言

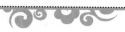

　　本书出版已经 7 年了，反响与发行都不错，好评居多，多次加印，作者颇感欣慰。

　　多年来，作者一直在钻研吴佩衡先生学术，陆续收集到一些新资料。尤其是吴氏生前赠送友人的"家庭备用验方"一册，共十三项，显现了吴佩衡医生的重要临床经验，当然是珍贵文献，增订版予以全文收录。此外，《吴佩衡伤寒论讲义》于 2020 年由中国中医药出版社出版，为该书首次正式面世，系吴氏多年研究《伤寒论》的重要成果，蕴含了丰富内容与独特观点，理当在本书中予以体现。以上二者即为本书增订版的主要内容，其他内容也做了若干增补，而订正讹误之处亦为增订的题中应有之义，增订内容约占初版本的三分之一。无论就其内容之充实还是探讨之深入，都远胜于初版本。尽管如此，疏漏及不当之处仍然在所难免，期望贤明予以指正。

　　经验告诉我们，一本好的专业书是应该不断修订方趋完善的，而如本书这样具有探讨性质的学术专著，更应经过不断修订琢磨，才能逐步深入完善。

张存悌

2024年4月24日

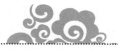

出版者言（一版）

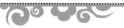

  中医药历史悠久，博大精深，源远流长。学派纷呈，流派林立，名医辈出，是中医发展史上鲜明的文化现象。历代不同学术流派既相互争鸣，针锋相对，又互相渗透，取长补短，从而促进了对中医药理论认识的深化，丰富了中医药内涵，补充和完善了中医药理论体系，提高了中医药的学术水平。可以说，中医学术的发展一直就与不同学术流派、不同学术观点的争鸣紧密相连。

  我们策划出版这套《火神派著名医家系列丛书》就是想从医家这个视角，来深入探讨火神派的学术观点和主张，挖掘整理火神派医家丰富各异的学术思想和特色鲜明的临证经验，展示他们别样的医学人生和独特价值，进而推动中医药学术的传承与发展，促进当代中医临床水平的提高。

  不用讳言，对于"火神派"，业界尚存争议，作者的观点、主张也不一定完全正确，这都是很正常的，体现了学术的开放、自由。我们期望这套丛书的出版能够进一步引发对火神派乃至中医学术流派的探讨和研究，我们也将一如既往地积极为这样的学术探讨、争鸣提供广阔的平台。相信只要是出于发展中医药事业，出于推动中医药学术发展，出于促进中医临床诊疗水平提高，无论观点如何，主张怎样，都会得到尊重。

  还需特别说明的是，丛书中的医案、处方，尤其是药物用量都是医家在当时特定条件下的个人临床经验，如有的医案处方中附子、乌头、细辛等有毒中药的用量很大，读者研读时应特别注意，慎重对待，切不可盲目生搬硬套；非专业读者，必须在相关临床医生指导下应用，以免发生意外。

中国中医药出版社

2016年5月

总　序

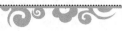

《火神派著名医家系列丛书》的出版是有关火神派研究的一件大事，也是中医学术流派探讨的一件盛事，作为丛书总编，借此机会谈几点看法，并就教于广大同道。

一、火神派的主流应该肯定

近年来，火神派异军突起，以其独特风格和卓著疗效引起广泛注意，在医坛上产生了非同寻常的反响，其中包括一些所谓的对"火神派的冷思考"。虽然不无异议，但其主流的发展是卓有成效，有目共睹的。这主要表现在：

有关火神派的几十部专著相继出版，其中如《郑钦安医书阐释》《扶阳讲记》《李可老中医急危重症疑难病经验专辑》《中医火神派探讨》等书一再加印，堪称畅销书；特别是郑钦安的著作《医理真传》《医法圆通》及其著作的合集竟有多种版本先后上市，虽然不无跟风之嫌，但毕竟从侧面反映了人们的需求。

从2008年起，全国连续召开了五届"扶阳论坛"会议，媒体报道场面热烈，颇有"爆棚"之势。2012年11月在成都召开的第五届"扶阳论坛"会议，时任卫生部副部长、国家中医药管理局局长王国强专程到会，并致辞祝贺；广东、广西、云南等地区还多次召开了有关火神派及吴佩衡、李可等人的专题研讨会；《中国中医药报》和《中医杂志》时有相关文章和报道问世。

发掘了一批近代火神派名家如吴佩衡、祝味菊、范中林、刘民叔、戴丽三等人的学术经验，他们早年的医案集相隔多年后又重新再版；郑钦安以前的扶阳医家亦有新的发掘，几种著作新近上市，如《扁鹊心书》《素圃医案》《吴天士医话医案集》等；涌现了一批当代火神派名家如卢崇汉、李可等人，患者门庭若市，甚至其弟子亦患者盈门；在民间则有相当数量的医家以火神派著称，在患者中有一定影响。

全国扶阳论坛前年建立了"中国扶阳网"，为火神派的学术交流提供了新的平台，民间的扶阳网站则场面兴旺；有意思的是相当一批中医爱好者接受、推崇火神派，满世界宣扬扶阳观点，有些人甚至成为"火神派票友"，在一定程度上形成了一股"火神派热"，这种局面应该说是多年来十分少见的。

尽管有人对火神派看不惯，挑出一些毛病，但上面所举应该是火神派发展的主流，这一点应该首先肯定。即或有些不足，某些医家言论不当，亦属枝节问题，不影响大局。

二、火神派的主要学术思想

火神派是一个独立的医学流派，其学术思想是独特的、系统的。作者尝试着归纳一下火神派的主要学术思想，最主要者有如下四点：

1. 阴阳为纲，判分万病　这是其最基本的学术观点。郑钦安"认证只分阴阳""功夫全在阴阳上打算"。他提出的阴阳辨诀，具有十分重要的临床意义。

2. 重视阳气，擅用附子　重视阳气，强调扶阳是火神派的理论核心；擅用附子，对辛热药物的应用独树一帜。所谓擅用附子，表现为广用、重用、早用、专用附子等方面，其中以广用附子为必要条件，其余三者为或然条件。

3.**详辨阴证，尤精阴火**　对阴证的认识十分全面，对阴火的辨识尤其深刻，独具只眼，此为其学术思想最精华的部分。唐步祺先生称："郑氏所特别指出而为一般医家所忽略的，是阴气盛而真阳上浮之病。"即指阴火而言。

4.**阴盛阳衰，阳常不足**　阴盛阳衰是对群体发病趋势的认识，即阴证多发，阳证少见；阳常不足，阴常有余是对个体阴阳变化的概括。二者结合，可以说是火神派对人群发病的病势观。这是决定其强调扶阳，擅用附子的前提条件。

这些观点前后呼应，一以贯之，形成一个独立的思想体系，作者称之为四大纲领。其中最核心的一点是重视阳气，擅用附子。由此可以为火神派正名：所谓火神派，是以郑钦安为开山宗师，理论上推崇阳气，临床上擅用姜附等辛热药物的一个独特的医学流派。其中，尤以擅用附子为突出特点，乃至诸多医家被冠以"吴附子""祝附子"之类的雅号。广义上说，一个医家如果重视阳气，擅用附子，就可以称之为"火神派"。

火神派是第八个医学流派

火神派完全符合构建一个医学流派的主要条件。即有一个颇具影响的"首领"——郑钦安；有两部传世之作——《医理真传》和《医法圆通》；有以吴佩衡、唐步祺、卢崇汉等为代表的众多传人延续至今，民间拥戴者尤多。它有完整的理论体系，创制了代表本派学术特点的几首名方，如潜阳丹、补坎益离丹等。而其用药特色之鲜明更是超乎寻常，其临床大量成功的案例，都表明这是一个特色突出而经世致用的医学流派，与其他医派相比毫不逊色。我们认为它是继伤寒、金元四大家、温补、温病派之后的第八个医学流派。作为建议，它有理由补充到高校《中医各家学说》教材中去。相信火神派的学术价值，必将越来越得以彰显，薪火相传。火神派热也好，"冷思考"也好，都不会以任何个人意志为转移，它将按照中医发展的规律展示自己的前程。

三、火神派是经世致用的

火神派不仅有独特的学术思想，更重要的是——它是经世致用的，即有利于当世中医，致用于提高疗效。说通俗些，火神派治病是管用的。这个学派之所以受到如此广泛的关注，疗效才是它的生命力。

首先，它有大量的临床验案为证。

无论是近代的《吴佩衡医案》《范中林六经辨证医案选》《祝味菊医案经验集》《卢氏临证实验录》及刘民叔的《鲁楼医案》等，还是当代的《李可老中医急危重症疑难病经验专辑》、唐步祺的《咳嗽之辨证论治》等个人医案专辑，以及近年出版的《中医火神派医案全解》《火神派示范案例点评》等十几种名家选集，都收录了众多火神派医家的治验病例，既有常见病，更有疑难重症。其用药风格之鲜明，辨证思路之独到，病例之多，疗效之高，都足以令人称奇赞叹，这才是弘扬火神派的最根本的基础。

其次，有一批医家转变医风，欣然变法，成为火神派门人。

认识并接受一个学派是需要亲身实践的。很多医家在学习和实践以后，认识到火神派的奥妙，接受其学术思想，一改多年医风，弃旧图新，转入火神派殿堂，一如当年沪上名医徐小圃、陈苏生投入祝味菊门下，成为火神派一员，这从侧面反映了火神派的效用和影响。下面引录几位医家的感言，可见其变法的心路历程。

陕西省扶风县中医鬻（音审）新德："走上中医之路40年，

虽遵勤求古训，博采众方，但大多在云里雾里摸索，常感到胸中了了，指下难明，辨证论治漫无边际。后接触到中医火神派医著，看到火神派起死回生的医术，为他们大剂量应用附子而惊心动魄，为其神奇疗效而拍案叫绝，赞叹不已。后在临床运用扶阳理论治疗疑难病取得了意想不到的效果，对火神派产生了浓厚的兴趣，从此医风为之一变，对时下西医无法治愈的一些疑难症，神奇疗效不断出现。"（《著名中医学家吴佩衡学术思想研讨暨纪念吴佩衡诞辰 120 周年论文集》，下同）

内蒙古巴彦淖尔市中医郭文荣："余 20 世纪 60 年代步入中医之门，从师攻读经方……纯中医四十载，临床每遇疑难病症，自认为辨证无误，选方用药正确，经方时方名老中医经验，方法用尽，效果不佳，常感到非常困惑。自近 3 年学习了唐步祺的《郑钦安医书阐释》、卢崇汉的《扶阳讲记》，以及《吴佩衡医案》、张存悌的《中医火神派探讨》等火神派著作，犹如发现了新大陆，相见恨晚，临床疗效大大提高。由此个人认为，扶阳理论是中医今后发展的方向，是中医的捷径。"

福建省南平市中医余天泰："自从学习火神派以来，特别是接受祝（味菊）师观点（指阳常不足，阴常有余论）后，一改 30 余年遣方用药之风格，临证治病注重温阳扶阳，疗效大有提高，从而也更加增添了我对中医药的信心。"（《第二届扶阳论坛论文集》）

河南滑县老中医陈守义自谓："学了火神派以后，感觉以前 60 年白学了。"

河南驻马店市中医院傅文录说："学了火神派后，的确有大彻大悟之感觉。深深感悟到临床工作 20 余年，苦苦地执着追求，却百思不得其解。一入火神派门槛儿，可为别有一番洞天，不仅有拨云见日、茅塞顿开之感，同时还有一种在一瞬间抓住了中医之根蒂与精髓之感，也充分地认识到中医博大精深后面那真正的内涵与神灵。"

看得出，他们都是从医几十年、有一定声望的老中医，晚年变法，转变医风，说明火神派确实经世致用，引人入胜，一如当年齐白石58岁时毅然"衰年变法"，成就一番功业。如果征集这方面的事例，相信会有更多的医家畅谈变法感悟。

作为火神派的传播者，作者还有幸接触过不少中医"粉丝""票友"，慕名找到作者，述称接受扶阳理念后，求医转用火神派方药，疗效明显提高，许多久治不愈的痼疾竟然迎刃而解，有些"票友"还能仿照火神派方略给人治病，疗效居然不俗。如果征集这方面的事例，同样能有许多故事。

最后，用药风格鲜明独特。

火神派根源于伤寒派，所以选方用药具有明显的经方法度，风格十分鲜明独特。除擅用附子外，选方以经方为主，加减不过三五味，精纯不杂，法度谨严，决不随意堆砌药物。具有这种风格者，作者称之为"经典火神派"，即较为忠实地继承了郑钦安的用药风格者。按此标准，吴佩衡、范中林、唐步祺、曾辅民、周连三、黎庇留等人可谓经典火神派的代表。作者认为，经典火神派是一种较为纯正的境界，一般人需要修炼方能达到。

分经典火神派和广义火神派纯粹出于研究的需要，实际上广义火神派的众多医家，以其丰富各异的独特风格拓展了火神派的学术内涵。比如祝味菊先生的温潜法，用附子配以龙齿、磁石、枣仁、茯神；李可先生"破格救心汤"中四逆汤与人参、山茱萸的合用；补晓岚先生的"补一大汤药"融温辛于一炉，有病治病，无病强身的思路等，都有着广泛影响，丰富发展了火神派的学术内容。派内有派在所有医派包括伤寒派、温病派等都是存在的。本丛书的宗旨就是要发掘包括广义火神派在内的各位名家的独特经验。

四、阳虚法钦安，何偏之有

火神派的兴起乃至成为热点无疑是好事，由此引起有关学派及学术的争鸣，也是正常的。中医学历史证明，不同学派通过交流、争论，相互促进，共同提高，才是推动中医发展的动力。因此，鼓励、支持包括火神派在内的学派研究，是中医继承、提高与创新的应有之义。

有关火神派争议最集中一点的就是火神派是否有偏？许多人称其重阳有偏，用附子有偏……总而言之，一个"偏"字了得！火神派是否火走一经，剑走偏锋？这个问题应该辩证地看，所谓偏是偏其所长，偏得其所，有其长即有其偏，无所偏则无其长。

1. 各家学说，"无不有偏"

历史上各家流派都有自己的研究重心和方向，议论必然有所侧重，强调一说，突出一义。金元四家分别以突出寒凉、攻下、补土、养阴而见长，旗帜鲜明地提出各自独立的学说，构成了中医丰富多彩的各家学说框架。由于强调一说，突出一义，议论与着眼点自然有所偏重，这是很正常的，刘完素主张"六气皆从火化"，张子和"汗吐下三法该尽治病"，李东垣把大疫完全归咎于内伤，朱丹溪的滋阴降火论，可谓皆有其偏，不了解这一点，就是对各家学说缺乏起码的认识。

火神派强调阳主阴从，与阴阳并重的理论确有不同；强调肾元的作用，与东垣重视脾胃也不相同。唯其如此，才显出其观点的独特性和侧重点。从这个意义上说，各家皆有所偏，所谓有其长即有其偏，无所长则无其偏，可以说这是各家学说的基本特点，不承认这一点，各家流派恐怕就无以存在了。清代李冠仙说的好："殊不知自昔医书，惟汉仲景《伤寒论》审证施治，无偏无倚，为医之圣。后世自晋叔和以下，无不有偏。迨至金元间，刘、张、朱、李被称为四大家，医道愈彰，而其偏愈甚。河间主用凉，丹溪主养阴，东垣主温补……前明王、薛、张、冯亦被称为四大家，大率师东垣之论，偏于温补，而张景岳则尤其偏焉者也。其实《新方八阵》何尝尽用温补，而其立说则必以温补为归。后人不辨，未免为其所误耳！""不善学者，师仲景而过，则偏于峻重；师守真而过，则偏于苦寒；师东垣而过，则偏于升补；师丹溪而过，则偏于清降。"（《知医必辨·序》）

虽说"医道愈彰，而其偏愈甚"之语说得过头，终归指明了各家学说"无不有偏"的事实。

2. 补前人未备，成一家言

从另一方面讲，这种所谓偏确实又持之有据，言之有理，并未超出经典理论的范畴，绝未离经叛道，否则它不可能流传下来，因为它经不起历史和实践的考验，从这一点上也可以说并不偏。明代李中梓说："（金元）四家在当时，于病苦莫不应手取效，考其方法若有不一者，所谓补前人之未备，以成一家言，不相撷拾，却相发明，岂有偏见之弊？""子和一生岂无补剂成功？立斋一生宁无攻剂获效？但著书立言则不及之耳。"孙一奎则说："仲景不徒以伤寒擅长，守真不独以治火要誉，戴人不当以攻击蒙讥，东垣不专以内伤树帜，阳有余、阴不足之谈不可以疵丹溪。"（《医旨绪余》）《四库全书提要》对这几句话大加赞赏，称为"千古持平之论"，难道今人还不及古人公允？

火神派强调扶阳的主张不过是对《内经》"阳气者若天与日，

失其所则折寿而不彰"观点的发挥而已。强调肾阳的功用，与古人"肾为先天之本""补脾不若补肾"的理论也有相近之处，并未离经叛道，何偏之有？成都中医药大学的汪剑教授称："仔细研究火神医家的著作，便能发现火神派作为中医学术体系范围内的一种学术流派，其理法方药始终遵循辨证论治的规范。"此论公允。

坦率地说，不排除有人"各承家技，始终顺旧"，见到稍有创新之见，轻则认为偏差，重则斥为离经叛道，其实是保守思想在作怪，或者对各家学说缺乏常识。历史上，各家学说均曾遭受非议和攻击，可以说无一例外，有的还很激烈，看一看温补派与寒凉派、滋阴派的争论就可以知道。然而，这些流派今天仍被接受并予发扬，历史证明了它们的价值和地位。这里，关键是对各家学说应持历史态度和客观分析，要"因古人之法而审其用法之时，斯得古人立法之心"，否则"窥其一斑而议其偏长"（明代孙一奎语），那才真正出了偏差。

3. 阳虚辨治，独擅其长

关键是要认识到各家流派各有所长，各具特色，"人讥其偏，我服其专"，不要求全责备，以偏概全，学者要善于取精用宏，博采众长，"因古人之法而审其用法之时"，何偏之有？我们常说，"外感法仲景，内伤法东垣，热病用河间，杂病用丹溪"（《明医杂著》），诸家各有其长，各司其属，为诸多医家所遵奉，没有人嫌其偏，"果医者细心参酌，遇热症则用河间，遇阴亏则用丹溪，遇脾虚则用东垣，遇虚寒则用景岳，何书不可读？何至咎景岳之误人哉！"（《知医必辨》）

今作者聊为续一句"阳虚法钦安"——遇阳虚之证，则参用郑钦安之法。其他中医学派都可以信奉，怎么轮到火神派就出偏差呢？恐怕还是见识不够。须知郑钦安"于阳虚辨治所积累之独到经验，实发前人之所未发……千古一人而已"（唐步祺语）！大要在善用之而已，何至咎钦安之误人哉！

清代齐有堂说："六经原有法程。病在阳明，所怕是火，火邪实盛，足以竭阴，法当急驱其阳，以救其阴；病在少阴，所喜是热，热尚未去，阳即可回，法当急驱其阴，以救其阳。不明其理，肆谓某某喜用温补，某某喜用寒凉，安知仲景之法条分缕析，分经辨证，确有所据，温凉补泻，毫不容混，乌容尔之喜好也耶？徒形所议之疵谬耳。"（《齐氏医案》）意思是说病在阳明，当救其阴；病在少阴，当救其阳。"分经辨证，确有所据。""不明其理"者，却反说人家是率性而为，肆意称其"喜用温补""喜用寒凉"，实在没有道理，"徒形所议之疵谬耳"——徒然显示这种议论之谬误耳。

当然有所偏不等于走极端，火神派主张阳主阴从不等于有阳无阴；重视阳虚不等于否认阴虚；主张扶阳并不废止滋阴；广用附子不等于滥用附子等。其实，这些属于常识范围，一个成熟的医家怎么能犯这种低级错误？

不管怎么说，火神派的兴起乃至成为"热点"都是好事，如果由此引起有关学派乃至整个中医学术的争鸣，都将促进中医的繁荣和发展。

五、关于丛书编写的设想

本丛书旨在进一步发掘、整理火神派的学术思想和丰富的临证经验，形式上以医家为单元，从广度和深度来揭示入选名家的丰富各异的学术特点，进一步弘扬其学术精粹，促进当代中医临床水平的提高。同时也为各家学说和基础理论研究进行新的拓展。

　　我们拟分批推出这套丛书，第一批暂且选定郑钦安、吴佩衡、祝味菊、刘民叔、范中林、戴丽三、唐步祺、周连三、李统华、徐小圃、曾辅民等十一人作为选题目标，他们的火神派医家身份应该没有问题。

　　关于各书作者，像吴佩衡、范中林、戴丽三、徐小圃等都有后人或传人，由他们来编写，应该是理想人选。其他则遴选对某医家有兴趣、有研究者执笔，当然，他们应该是火神派传人，至少应该对火神派有着相当的理论基础。

　　基本内容包括医家生平事略、师承、门人及人文掌故等。重点是其学术思想，尤其有关火神派的内容，包括理论建树、临床经验、医案荟萃等，当然也包括非火神派方面的内容，以展示其学术全貌。其核心是全面而深入地发掘各个医家的独特学术风貌。

　　总之，鼓励和支持包括火神派在内的学派研究，是中医继承、提高与创新的应有之义。我们应该乘势努力，通过火神派研究，推动整个中医学的发展。《火神派著名医家系列丛书》的编辑出版，可以说是有关火神派研究的阶段性成果，在各家学说的研究中尚属首创，这是一次尝试，缺点在所难免，还望高明赐教。

张存悌

2016年5月

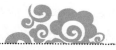

序（一版）

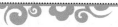

著名中医学家吴佩衡是云南四大名医之一，云南中医学院（现云南中医药大学）首任院长，从医63年，毕生坚持自己的信念，始终保持着坚韧不拔、百折不挠的精神，为中医学贡献了一生。

吴氏对中医学的传承与发扬是有贡献的。他在中医界大力倡导经方学理，强调阴阳学说为中医理论的精髓，辨证论治是临证诊疗的准则。临证治疗，他尊古而不泥于古，务求实际，大胆创新，古为今用，拯救了不少垂危患者。对外感表证的治疗，强调贵在早治、急治，以免病邪传变入里，乃《内经》"善治者，治在皮毛"的用意。对瘟疫与温病，要辨别"壮火食气"与"少火生气"的关系，对热盛灼阴之证，能当机立断，施以"急下存阴"或"养阴制阳"的方法治疗，效验颇多。他对阳虚阴寒证的治疗经验较为丰富，十分尊崇《伤寒论》"温扶阳气"的治疗大法，对于人身须当保存元气的重要意义有深刻体会，主张对阳虚阴寒证，必须抓住温扶先天心肾这一主要环节，认为扶阳驱寒宜温而不宜补，温则气血流通，补则寒湿易滞。临床上擅用长沙诸方，很少用滋补药品，采用四逆汤、通脉四逆汤、白通汤、麻黄附子细辛汤等扶阳散寒之剂，治愈许多阳虚阴寒病证。他对附子的临床应用较有研究，经验纯熟，具有独到之处。经验证明，依照他的理论和方法用药，不仅能促使人体因各种原因导致的"阳虚""阴寒"病证得以恢复，而且用于治疗沉寒痼疾或某些危急重症，尤能显现出化险为夷之巨大作用。在中医学术方面，他善于运用六经与脏腑密切联系的辨证论治法则，以明辨阴阳为纲，谨守病机，严格辨证，因人制宜，独创一格又不离法度，创立了具有特色的吴佩衡扶阳学术流派，为中医学术的发展做出了贡献。

张存悌教授学识渊博，中医学理娴熟，多年来致力于中医扶阳学术流派的挖掘和整理，尤其对清代四川名医郑钦安及其以后多位流派传人的医理及诊治经验进行探讨研究，学有建树。中华文化源远流长，在漫长的历史洪流中，其多元的、多形态的发展，体现了中华民族的时代精神。中医学是中华文化的组成部分之一，也体现了多元化、多形态的发展过程与特色，时至今日，形成了一套较为完整的具有中国特色的医学理论体系，为人类的健康做出巨大贡献。中医药学是一个伟大宝库，应当努力发掘，加以提高，医界许多同仁为此在不同岗位，从不同角度为中医药事业的传承与发展勤奋地耕耘着。张君亦是具有代表性的优秀人物，顾树华主任是吴佩衡嫡外孙，幼承家学，勤奋努力，学有成就，为吴佩衡扶阳学术流派第二代传人。张、顾二君合作，对吴佩衡学术思想及临证经验展开专题论述，阐释了吴氏医学的特色和专长，务真求实，难能可贵。引玉之作，奉献给读者，实为医林中之幸事矣。

云南中医学院附属医院原院长　　吴生元谨识

2016年9月

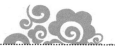

前言（一版）

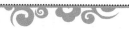

吴佩衡先生，著名中医学家，云南四大名医之首，云南中医学院首任院长，火神派最重要的代表医家，以擅用附子著称，人誉"吴附子"，由此被列入《火神派著名医家系列丛书》之选题规划。

本书以"系统归纳，突出特色，注重实用"为原则，重点归纳了吴佩衡的学术思想和临床特色，突出其在火神派方面的独特建树，尤其是擅用附子、广用四逆汤方面的丰富经验。同时对其生平事略和道德文章也进行了探讨，包括"吴佩衡逸事"等。

作者在阐释吴佩衡的学术理论时，注重选取相关案例加以证明，即有论有案，以案证理，理论结合临床，以期有助于理解。为此，全书在论述过程中穿插了几十个案例，凡是这种引用案例，均以"■"示意，以冀眉目清楚。凡未注明出处之案例，均出自《吴佩衡医案》，不予出注。

本书第二作者顾树华主任系吴佩衡先生嫡外孙，故能得以广泛收集吴佩衡先生的著述，包括许多未发表的手稿、文献。如吴佩衡先生七女儿吴元麟提供的以"父亲的简略生平"为代表的一系列函件等；吴门后裔曾发表的若干文献，如《吴佩衡医案》《中华中医昆仑·吴佩衡卷》《著名中医学家吴佩衡诞辰100周年纪念专辑》《著名中医学家吴佩衡学术思想研讨暨诞辰120周年论文集》等，内容均关乎学术，为本书提供了丰富的参考资料，弥足珍贵。为此谨向上述文献的作者表示衷心感谢。

就资料的选用而言，本书适当侧重于未曾发表的医案或未出版的文稿，如由吴生元教授手书提供之《医验一得录》《中医病理学》中"论肺病与咳嗽""痢疾辨证论治""伤寒与瘟疫之分辨""人参杀人甚于盗贼"等文稿予以全文披露，以利发掘其学术经验。本书还参考了许多学者、同仁的文章和研究成果，包括互联网上一些资料，谨向他们表示衷心感谢。吴佩衡先生唯一健在之挚友、黄桂林老先生以百岁高龄为本书题写书名，谨此表示感谢。

最后向吴佩衡先生之子、吴佩衡学术继承人吴生元教授表示衷心感谢。有幸请到吴教授出任本书顾问，为本书作序，以正本清源。

张存悌

2016年9月

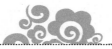

目　录

第一章　生平事略 ………………………………………… 1

　第一节　吴佩衡一生 …………………………………… 1

　　一、学徒出身，自学成才 ……………………………… 2

　　二、会理行医，艰苦备尝 ……………………………… 3

　　三、立足昆明，大展身手 ……………………………… 5

　　四、奔走沪上，维护中医 ……………………………… 14

　　五、欣逢解放，倾力教育 ……………………………… 17

　　六、百年春秋，后世景仰 ……………………………… 21

　　七、著述简介 …………………………………………… 23

　第二节　吴佩衡其人 …………………………………… 26

　　一、品格高尚 …………………………………………… 26

　　二、学养广博 …………………………………………… 27

　　三、热爱生活 …………………………………………… 29

第二章　学术思想和临床特色 ………………………… 31

　第一节　伤寒为宗，突出扶阳 ………………………… 31

　　一、疾病千端，统于六经 ……………………………… 32

　　二、六经"病情"，握要以图 ………………………… 33

　　三、把好太阳关，重视少阴病 ……………………… 34

（一）把好太阳关 ……………………………34

（二）重视少阴病 ……………………………37

（三）麻黄附子细辛汤应用经验 ……………38

四、突出扶阳，推崇四逆辈 ……………………46

第二节　善用峻药，推崇攻邪 ………………55

一、用药峻重，推崇"十大主帅" ……………55

二、推崇攻邪，放胆用峻猛之剂 ………………57

三、对待滋补需审慎 ……………………………60

第三节　辨证论治，不固守一法 ………………64

第四节　治学主张"守约之道" ………………67

第三章　火神派建树 ………………………69

第一节　崇尚火神派 …………………………69

一、早年即掌握火神派 …………………………69

二、崇尚郑钦安学说 ……………………………72

三、开创云南火神派局面 ………………………75

第二节　扶阳理法 ……………………………76

一、重视阳气，但扶真元 ………………………77

二、十六字诀，善辨阴阳 ………………………81

三、不圄经文，再审阴阳 ………………………87

四、独步天雄，广用四逆 ………………………94

（一）独步天雄，擅用附子 …………………94

（二）广用四逆，化裁众方 ………………102

（三）擅用肉桂 ……………………………122

五、"附子病"多，阳虚者十常八九 …………123

六、热药反应，应付裕如 ……………………124

第三节　经典火神派风格 ·················· 129

　　一、倡用经方，可治万病 ·············· 130

　　二、用药简练，不超过10味 ············ 131

第四章　证治经验 ························ 136

　　一、阳证擅用石膏大黄 ··············· 136

　　二、血证多从扶阳着眼 ··············· 142

　　三、麻疹分顺、险、坏、逆四证 ········· 145

　　四、肝病用药套路 ·················· 148

　　五、中风倡用四逆三生饮合续命汤 ········ 154

　　六、西医病辨治不搞生硬对照 ··········· 156

　　七、论肺病与咳嗽 ·················· 161

　　　　（一）伤寒咳嗽 ················· 161

　　　　（二）痰饮咳嗽 ················· 163

　　　　（三）哮喘咳嗽 ················· 163

　　　　（四）肺痿咳嗽 ················· 164

　　　　（五）肺痈咳嗽 ················· 165

　　　　（六）顿呛咳嗽 ················· 165

　　八、痢疾辨证论治 ·················· 170

　　　　（一）理论根据 ················· 170

　　　　（二）个人体会 ················· 171

　　九、伤寒与瘟疫之分辨 ··············· 179

第五章　吴佩衡家庭备用验方 ·············· 183

　　一、感冒证 ······················ 184

　　二、阳虚证 ······················ 184

三、使用附子的意义概说 ⋯⋯⋯⋯⋯⋯ 185

四、春温夏暑浅说 ⋯⋯⋯⋯⋯⋯⋯⋯⋯ 187

五、痢疾 ⋯⋯⋯⋯⋯⋯⋯⋯⋯⋯⋯⋯ 188

六、疟疾 ⋯⋯⋯⋯⋯⋯⋯⋯⋯⋯⋯⋯ 188

七、霍乱 ⋯⋯⋯⋯⋯⋯⋯⋯⋯⋯⋯⋯ 189

八、妇科胎前产后及下乳汁方 ⋯⋯⋯⋯ 191

九、眼科概要 ⋯⋯⋯⋯⋯⋯⋯⋯⋯⋯ 191

十、乳痈 ⋯⋯⋯⋯⋯⋯⋯⋯⋯⋯⋯⋯ 192

十一、牙痛概说 ⋯⋯⋯⋯⋯⋯⋯⋯⋯ 192

十二、喉痛 ⋯⋯⋯⋯⋯⋯⋯⋯⋯⋯⋯ 194

十三、认证寒热标准概说 ⋯⋯⋯⋯⋯⋯ 194

第六章　吴佩衡医论精选 ⋯⋯⋯⋯⋯⋯⋯ 196

一、论医箴言 ⋯⋯⋯⋯⋯⋯⋯⋯⋯⋯ 196

二、论附子 ⋯⋯⋯⋯⋯⋯⋯⋯⋯⋯⋯ 199

三、伤寒与瘟疫之分辨 ⋯⋯⋯⋯⋯⋯⋯ 205

四、人参杀人甚于盗贼 ⋯⋯⋯⋯⋯⋯⋯ 206

五、医验一得录序 ⋯⋯⋯⋯⋯⋯⋯⋯ 207

第七章　吴佩衡逸事 ⋯⋯⋯⋯⋯⋯⋯⋯⋯ 211

一、获救义子献诗文 ⋯⋯⋯⋯⋯⋯⋯ 211

二、虚怀处世焚对联 ⋯⋯⋯⋯⋯⋯⋯ 213

三、京剧大师诉衷情 ⋯⋯⋯⋯⋯⋯⋯ 214

四、医患三代结奇缘 ⋯⋯⋯⋯⋯⋯⋯ 214

五、百岁老人忆当年 ⋯⋯⋯⋯⋯⋯⋯ 216

六、胆识救治于书记 ⋯⋯⋯⋯⋯⋯⋯ 219

七、附子一斤救团长夫人 ································ 220

八、白通汤救治县长女 ································ 220

九、民航局长自筹附子 ································ 221

十、冷水奇治春温病 ································ 221

十一、参观洋人手术 ································ 222

十二、百年挽联精品选 ································ 223

第八章　吴门后裔简介 ································ 225

参考文献 ································ 230

后记一 ································ 231

后记二 ································ 234

第一章

生平事略

吴佩衡先生（1886—1971），名钟权，字佩衡，云南四大名医之首，云南中医学院（现云南中医药大学）首任院长，近现代著名中医学家，经方大家，火神派最重要的代表医家，以擅用附子著称，人誉"吴附子"。

第一节　吴佩衡一生

1886 年 5 月 11 日，吴佩衡出生于四川省会理县鹿厂区银坡村一个耕读家庭。会理位于四川最南端，吴佩衡在文章落款时常署"蜀南会理吴佩衡"，即缘于此。会理与云南省一江（金沙江）之隔，古为邛都国地，自古就是南方丝绸之路入滇的要津，因此又是川、滇各民族文化荟萃之地。

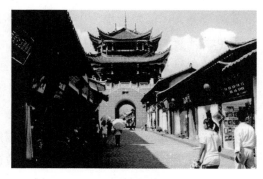

美丽的会理县城

凑巧的是，火神派开山宗师郑钦安（1824-1911）为蜀南临邛（今邛崃）人，因此吴与郑钦安当为同乡，皆为蜀南人，1911年郑钦安辞世时，吴佩衡25岁。

吴氏祖上几代以耕读为生。祖父吴正明知书识文，亦通医道，在当地开过"双合堂"中药铺；其父吴兆瑞自幼攻读诗书10余年，为清末秀才、廪生，为维持生计，乃开办私塾，教书"以舌根所得添补家用"。吴佩衡从6岁起即秉承父训，读书启蒙。稍长遂在其父的私塾就读，熟读"四书""五经"等旧学经典。10余年的寒窗苦读，使他在传统文化、书法诸方面深有所得，为日后学习中医打下了坚实的基础。

一、学徒出身，自学成才

1904年，吴佩衡18岁，经人介绍到县城"林春堂"中药铺受业于当地名医彭恩溥先生，导入医门。彭恩溥是清代至民国时期全县20余位知名中医之一，"一生乐善好施，谦逊和蔼，平易近人，生活节俭，不慕名利，不近烟酒，闲时以养花种草自娱，博览群书，学而不倦。中华人民共和国成立后，主动将店铺并入中医联合诊所。1954年，当选为首届县人大代表。翌年，以89岁高龄应县人民医院聘请为中医师。他不畏寒暑，每日坚持步行上下班，凡有人上门求医，从不拒绝。"（《会理县志》）

学徒生活很清苦，按老规矩，"学艺三年，帮师一年"。4年里，诊务、家务繁杂，吴佩衡任劳任怨，从打扫店铺、配方制药到下脚杂务都悉心去做，从不懈怠。忙碌一天后，还要听命于师母去做许多家务活，经常熬到夜半三更以后，才能回到低矮的柴楼上，在灯火如豆的光影下蜷伏床头，攻读医书。吹灯后还要默记几段汤头、药性和脉诀，方能合眼入眠。

对于这段学徒生活，晚年吴氏曾回忆道："予幼年随父攻读，既则辍学回家务农。每年生产不够家庭生活，加以体弱多病，乃得友人介绍，始改农学医。于 18 岁时，到城内林春堂彭恩溥先生处当学徒。在药铺内逐日碾、打、炮、铡，以及捡药等工作，坚持苦学 4 年卒业。然操作虽较熟习，但缺乏医书参考阅读，医理尚为浅薄，学徒 4 年的艰苦一言难尽。"

按：上段文字出自吴佩衡先生七女儿吴元麟提供的"父亲的简略生平"。

4 年学徒，起早贪黑，勤学苦练，吴佩衡对生药、饮片、丸散膏丹的捻、打、炮、铡、检等加工，一般疾病的辨证论治都已基本掌握，为从事中医奠定了初步基础。

二、会理行医，艰苦备尝

1908 年，22 岁的吴佩衡从师卒业，回乡行医。因家中经济窘迫，无力购买房屋及药物，遂向父亲的一位学生家长租用鹿厂镇上的一间铺面房，开设一间小药铺，名"永春堂"。房租则以父亲免收该生学费的办法充抵。此外，又借贷购买了一些常用中药，当时资本不过 20 两纹银。

每日坐堂看病、配方，里里外外一人独当。吴氏回忆："初则又无实践、理论，治小病亦多获效，而遇大病时每感束手。始到城内购得

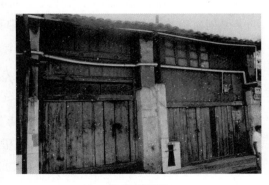

永春堂旧址

几本医书，随时翻阅，手不释卷，由浅入深逐渐增进，理论与实践相结合，于临床之际，对于较重之病较有认识，尚不致束手。在鹿厂行术多年，勉维生计……继则又购得多种中医书阅读，废寝忘食，并多向有经验的前辈请教，于是对此道才走进康庄，渐入佳境矣。凡临床之际，无论轻重各症，握定六经气化辨证论治，自觉较有把握，以经方为主，时方为辅，无不应手奏效。"（吴元麟"父亲的简略生平"）

吴佩衡之子吴生元说："那时由于父亲医术尚浅，所以经常遇到疑难重病而深感棘手。他感到医学这门科学，应勤求古训，博采诸家学理之长，不能单靠师传、口授。"［吴生元."吴附子"的传奇与现实.南风窗，2007（338：2）］

在镇上行医5年，诊务发展顺利。为进一步拓展，吴氏将永春堂关闭，以全部家当及药材入伙与人合作，迁入县城开业行医。开业8个月，合伙人认为无利可图，提出退伙撤股。此举让吴佩衡措手不及，为了生计只好忍痛将家中耕地作为抵押，才将这间药铺保存下来，所欠银两直至多年后才将本息还清。

"在城内行术数年，渐有起色，信任者亦渐多。"当时县城有一位贡生出生的儒医张辅廷老先生，一向清高自负，平日对年轻的吴佩衡常以冷眼相待。一次孙子染病甚重，亲治多日不愈，迁延时日，病势转剧，于是躬身来请吴佩衡。经吴佩衡认真诊治，投药数剂而愈。张先生心悦诚服，每对人言及此事，均推崇有加，不再对吴佩衡妄加轻视了。至此，先生声名鹊起，誉满城乡，成为会理县知名中医。在《会理县志》（1994年版）中，吴佩衡被列为清代至民国时期会理县知名中医之列。

好景不长，"滇军军阀华封歌突侵入川，盘踞会理3年，广种洋烟，横征暴敛，敲诈人民"，吴氏亦被其敲诈，"受其部下某某诬词，以严刑吊打，几乎废命，无辜受害，勒令出银 600 元。因无力支付，乃哀告亲友借贷交付了结，害得我家破人亡，尚欠债累累无法生活。又被债主追逼，无力付还，回到乡间，不敢进城，进退维谷，言之则痛心疾首。无已遂抛妻别子，只身漂流赴滇。临行时两手空空，仅有两角银币在身上。"（给吴荣忠书信）时为 1921 年冬季。

途经禄丰县，因有几位会理同乡挽留，暂在该县行医。在禄丰约住半年，时为滇军将领的朱德带兵路过该地，因病求医于吴佩衡。在其精心治疗下，病情迅速缓解。因为同是四川老乡，诊病之余二人促膝谈心，交谈甚欢，朱德对其医术非常欣赏，便建议他去昆明发展。（《中华中医昆仑·吴佩衡卷》）

1922 年 5 月，吴佩衡始抵昆明。初到时暂住旅店，"人地两疏，不易施展医业。幸在此店内治愈数人传播到外面，每日有几人前来就诊，渐次增加……于（次年）5 月间才在甘公祠街（现五一路省公安厅对面位置）租赁铺房两间，正式开始行术……开业后，尚喜逐渐有病人增加，稍有积余，又汇钱去家中接济。但暂时还不能付还外债。到 1925 时，才寄钱去接家口来昆。"（吴元麟"父亲的简略生平"）

三、立足昆明，大展身手

吴氏 1924 年（时年 38 岁）曾回顾自己的学医历程："余不敏，蚤岁束发受书，闻先正范文正公言，不为良相，当为良医，心窃向往之。稍长，承庭训，从师习演岐黄，绍箕裘业，读仲景书，诵其序，心益怅然，益知医之为人所不可不习，乃遍索《素》《灵》《难经》《甲乙》《千金》《外台》而精研之，稍有所得，更就唐以下诸书，暨明清诸大家吴又可、喻嘉言、叶天士、张隐庵、柯韵伯、徐灵胎、黄坤载、陈修园、王孟英、唐容川、郑钦安等大著，挈长舍短而参酌之，见识较扩。"（《医验一得录》）

"继则又购得多种中医书阅读，废寝忘食，并多向有经验的前辈请教，于是对此道才走进康庄，渐入佳境矣。凡临床之际，无论轻重各症，握定六经气化辨证论治，自觉较有把握，以经方为主，时方为辅，无不应手奏效。"（吴元麟"父亲的简略生平"）

按：吴氏称"购得多种中医书阅读，废寝忘食""随时翻阅，手不释卷，由浅入深逐渐增进，理论与实践相结合""并多向有经验的前辈请教，于是对此道才走进康庄，渐入佳境矣"。看得出，他是刻苦自学，手不释卷而"渐入佳境"的。

至此，吴氏已经奠定伤寒基础，"无论轻重各症，握定六经气化辨证论治，自觉较有把握，以经方为主，时方为辅，无不应手奏效"。同时吸取了郑钦安的学术思想，成为一个疗效卓著的火神派名医，治起病来，"无不应手奏效"。我们可以从《医验一得录》《吴佩衡医案》中找到许多在会理、昆明时期的效案加以证明。一些被大医院诊断为"不治之症"，判了"死刑"的患者，常有被他救活的，"复生吾子""经方妙用"等金匾可以为证。（《著名中医学家吴佩衡诞辰 100 周年纪念专辑》）

他"一生抢救危重病人无数，辨证精细确切，用药大刀阔斧，敢于承担风险，能使'一丝残阳将绝'之危症转危为安，妙手回春，在医界引起很大震动。在他的昆明市万钟街的两层楼诊所和住家的门楼上，挂满了患者及家属回赠的横匾。每天其诊室内外门庭若市，实为当年昆明的一道风景线。"（《中华中医昆仑·吴佩衡卷》）其中尤以 1940 年治愈昆明市市长曾某之子（17 岁）曾道坚和省昆华医院院长、著名西医秦某之子秦念祖（13 岁）的伤寒厥脱重症著称，前者附子开手即用 160g，后来加至 300g；后者初诊即用附子 250g，后加至每剂 400g，且昼夜连进 2 剂，合起来就是 800g，挽回厥脱重症，令人惊心动魄。剂量之大，世所罕见，因获"吴附子"雅号，名噪天下，彰显了火神派独特风格。

1988 年，时值吴佩衡先生百年诞辰，曾道坚以诗文缅怀先生，感念先生 45 年前的复生之恩，诗云："道坚伤寒病厥阴，秉哲明断危难生。义父药到春便回，六经辨证妙如神。先君得全心头肉，复生吾子铭首深。欣逢诞辰庆百年，彪焕千秋照杏林。"

■**伤寒病少阴阴极似阳证**　原云南省某医院院长秦某，有独子名念祖，13 岁。患伤寒病发热 20 余日不退。秦精于西医，邀数位同道会诊，均断言无法挽救。1948 年 1 月 7 日邀吴氏诊视。发热不退已 20 余日，晨轻夜重，面色青黯，两颧微发红，口唇焦燥起血壳，日夜不寐，人事不省。呼吸喘促，时而发迷无神，时又烦乱谵语，两手乱抓有如撮空理线。食物不进，小便短赤，大便已数日不通，舌苔黑燥，不渴饮，喂水仅下咽二三口，多则不吮。脉象浮而空，重按无力。此系伤寒转入少阴，阴寒太盛，阴盛格阳，致成外假热而内真寒之阴极似阳证。外虽现一派燥热之象，内则阴寒已极，逼阳外浮，将有脱亡之势。法当大剂扶阳抑阴，回阳收纳，交通心肾，拟方白通汤加上肉桂主之：附子 250g，干姜 50g，葱白 4 茎，肉桂 15g（研末，泡水兑入）。

当晚服后，稍见安静，得寐片刻，面部青黯色稍退而略润，脉象不似昨日空浮，烦躁谵语稍宁。但见欲寐愈甚，现出少阴虚寒本象，又照原方煎服 1 次，以下为逐日诊治记录。

1 月 8 日：热度稍降，唇舌已较润，烦乱止。但有时仍说昏话，曾呕吐涎痰 1 次，仍以白通汤加味主之。

附子 300g，干姜 30g，茯苓 30g，肉桂 15g（研末，泡水兑入），葱白 4 茎。

上方服后，整夜烦躁不宁，不能入寐。

1 月 9 日：脉稍有力，热度较前稍降，神情淡漠，不渴饮。此系阴寒太盛，阳气太虚，虽得阳药以助，然病重药轻，药力与病邪相攻，力不胜病，犹兵不胜敌。虽见烦躁不宁，乃药病相争之兆，不必惊疑，尚需加重分量始能克之，大剂四逆汤加味治之。

附子 400g，干姜 150g，肉桂 20g（研末，泡水兑入），茯神 50g，炙远志 20g，丁香 5g，甘草 20g。

此方药力较重，为救危急，嘱煎透后 1 小时服药 1 次。当天下午 5 时又视之，病势已大松，烦躁平定，人已安静，小便转较长。病有转机，是夜又照原方连进，大便始通，泻出酱黑稀粪 3 次，发热已退去大半，烦乱谵语已不再作，且得熟寐四五小时。

1 月 10 日：脉浮缓，唇舌回润，黑苔退去十之六七，身热退去十之八九。照第三方加砂仁 10g，苍术 10g，吴茱萸 8g 治之。

1 月 11 日：大便又畅泻数次，其色仍酱黑。身热已退净，唇上焦黑血壳已脱去，黑苔更见减少，津液满口。日夜泄泻 10 余次，秦君夫妇为此担心，认为有肠出血危险，每见其子排泻大便，即流泪惊惶不已。当即解释，良由寒湿邪阴内盛，腹中有如冰霜凝聚，今得阳药温化运行，邪阴溃退，真阳返回而使冰霜化行。所拟方药皆非泻下之剂。其排泻者，为内停寒湿污秽之物，系病除佳兆。病家疑虑始减，继以大剂温化日夜连进。

附子 400g，干姜 80g，肉桂 20g（研末，泡水兑入），砂仁 10g，茯苓 50g，薏苡仁 20g，白豆蔻 8g，甘草 30g。

1月12日：大便又泻10余次，色逐渐转黄，小便已较清长，黑苔全退，尚有白滑苔；食思恢复，随时感到腹中饥饿而索饮食，继拟下方调治。

附子400g，干姜80g，肉桂20g（研末，泡水兑入），砂仁10g，黄芪30g，炙甘草20g，龙眼肉30g。

1月13日：大便仅泻2次，色黄而溏，唇色红润，白滑苔已退净，神识清明，食量较增，夜已能熟寐，脉静身凉。大病悉退，但阳神尚虚，起动则有虚汗出，拟黄芪建中汤加桂附调理。

附子300g，黄芪80g，桂枝20g，白芍30g，炙甘草20g，肉桂20g（研末，泡水兑入），生姜30g，大枣4枚，饴糖30g（烊化兑入）。

1月14日：脉沉缓而有神，唇舌红润，大便泻利已止，小便清长，有轻微咳嗽，腹中时或作痛，拟四逆汤加味治之。

附子300g，干姜100g，细辛8g，肉桂11g（研末，泡水兑入），陈皮10g，法半夏10g，甘草10g。

1月15日：咳嗽、腹痛已止，惟正气尚虚，起卧乏力，继以四逆汤加参、芪作善后调理。服五六剂而愈，体质健康如常。

按：此症发热，口唇焦燥，双颧微红，烦乱不寐，小便短赤，大便不通，舌苔黑燥等颇似阳热之象，怎么看都是热证；但从面色青黯，人事不省，不渴，脉浮而空等症判为内真寒而外假热，"阴寒已极，逼阳外浮，将有脱亡之势"，其认证之准确，令人钦佩。毅然投以大剂白通汤，不夹一味阴药，每日一诊，随时调方，附子从250g增加到400g，且日进2剂就是800g，终于救治如此危症，确实惊世骇俗，真善用附子大家也。当时有一门生曾题嵌字联盛赞吴氏："济世全凭寸心无任钦佩，处方独具斗胆谁能抗衡"。

■**伤寒病少阴寒化证** 曾某，男，17 岁，当时昆明市市长曾某之子。始因饮食后受寒起病，发热，恶寒，头体痛，延某中医诊视，以清凉解表药 2 剂无效，当即送入本市高蛲某医院治疗。住院已 19 日，施以针药，发热虽退，然病势则日益沉重，延请数医会诊，一致诊断为"肠伤寒"且有肠出血或肠穿孔之虑，决定施用输血方法挽救。输血后病势未减，愈见危笃，竟宣告无救，遂于 1943 年 10 月 25 日延吴氏诊视。

到达该医院已是晚间九时，询知患者身已不发热，但腹中鼓胀，小腹疼痛，不时呻吟，小便短赤，大便有七八日不通，饮食不进，日夜眼不交睫，身不能转侧。舌苔白滑而厚腻，不渴饮，脉搏弦紧，重按则无力而空。诊毕，告以病势十分危重，系伤寒坏病，病邪深入少阴之脏寒证。阳气内虚，阴寒太盛，寒水阴气内结如冰霜，腹内阴霾四布，发热虽退但里寒已极。一线生阳有将脱之势，颇为费治。惟有扶阳抑阴温化之法，使在上之寒水邪阴由口中吐出，中下之寒水邪阴由二便排泻使除，阳回阴退，方可转危为安。遂以通脉四逆汤加吴茱萸、上桂治之。

白附片 160g，干姜 30g，上肉桂 16g（研末，泡水兑入），茯苓 26g，吴茱萸 6g，甘草 6g。

并告知病家，服药后发生呕吐涎痰或大便泻下，切勿惊疑，为病除之兆，一线生机，可望挽回。

10 月 26 日再诊：服上方后，旋即呕吐涎水碗许，系病除之兆。脉搏弦紧已退而转和缓，大便溏泻 1 次，小便解 3 次，惟小腹尚痛，时作时缓。缘病程日久，阳神太亏，里寒太重，虽已见效，然病重药轻，力不胜病，犹兵不胜敌，犹幸气不喘，痰不鸣，手足温暖，脉和缓较有神。继以大剂扶阳温化，务使阳回阴退，渐可转危为安。

白附片 260g，干姜 60g，吴茱萸 20g，上肉桂 16g（研末，泡水兑入），公丁香 6g，茯苓 30g，西砂仁 6g。

10月27日三诊：服药后又呕吐涎水约两碗，下午服药后又吐 1 次，大便泻利数次，均属"冰霜化行"，病毒邪阴由上下窍道溃退。舌苔仍厚腻，舌质红活，面唇色泽亦转红润，体温如常，脉搏和缓较有神根，腹胀微痛，鼓胀已减去十之六七。大关已过，邪阴尚未除净，仍以大剂扶阳辅正主之。

白附片 300g，干姜 60g，上肉桂 16g（研末，泡水兑入），甜马槟榔 6g（去壳，捣），吴茱萸 6g，台乌药 4g，西砂仁 6g，茯苓 30g。

10月28日四诊：服药后，共排泻大便 16 次，每次多少不一。今晨又大便 2 次，均为夹水分之稀薄粪便，始而色乌如酱，今晨渐转黄色，此系胃中生阳渐复之兆。体温37℃，脉搏每分钟 80 次。今日解小便 6 次，色淡黄而清。但于每次小便时，均觉茎中刺痛，良由病毒下泄刺激作痛，非热盛之证可比。昨夜见渴喜热饮者，缘腹中阴霾四布，水邪滔天，今得离照当空，阴霾四散，寒水化行，惟以阳神太虚，无力化气生津，滋润缺乏，故喜热饮滋养百骸，非热甚灼阴之渴饮也。偶尔喜食冷物者，厥阴之气不相顺接，阴阳不和也。矢气连连，腑道已通浊气下降也。病状虽已大减，险象已脱，惟肝肾之阴气尚未肃清，阳气尚未全复，故左腹留有痞块作痛。最可欣慰者，今晨已略进食物，显见胃气转和，生阳来复，可期痊愈矣。大病初退，贵宜调护谨慎，勿使过食伤胃，过劳伤神，避受风寒为要。仍以扶阳辅正主之。

白附片 300g，干姜 50g，茯苓 30g，薏苡仁 16g，上肉桂 18g（研末，泡水兑入），白豆蔻 3g（捣），西砂仁 6g（捣），甘草 10g，白胡椒 2.6g（捣），另服乌梅丸 2 枚。

10月29日五诊：脉已和缓，每分钟72次，体温37.6℃，大便6次。小便已较清长而淡黄，茎中微觉刺痛，腹中痞块已全消，面色渐转红润，鼻准亦现光泽，舌苔已退去十之六七，胃口已开，食量较增，腹痛已愈，此时则见遍体白瘖。大病已退，元阳渐复，可逐步转入善后调养，病退药减，仍以扶阳辅正主之。

白附片160g，干姜30g，茯苓16g，上肉桂10g（研末，泡水兑入），白豆蔻5g（捣），薏苡仁16g，甘草6g，元肉5g，大枣3枚。

并嘱其忌服生冷水果、酸寒食物、嫩鸡蛋、甜酒及一切黏腻之品，慎风寒、节饮食为调护之责，则可望期而日复健康矣。

10月30日六诊：体温正常，脉搏和缓，舌根仍白腻，大便2次、稀溏量少，小便淡黄清长，腹中微膜胀不舒，食量日增。考虑其脾胃尚虚，消化力弱，每餐均与定量粥食。因大病初愈，仍坚守扶阳辅正之大法，数剂即克，绝无生变之虑。

白附片300g，干姜50g，甘草10g，上肉桂16g（研末，泡水兑入），吴茱萸6g，白豆蔻6g（捣），茯苓30g，白胡椒3g（捣）。

拟方之后，书引四言一首以为志：

阴云四合日光微，转眼真龙便欲飞；

辛甘化阳离火现，何愁大地不春归。

10月31日七诊：体温、脉搏均正常，便泻已止，此乃腹中陈莝已排泻殆净，小便亦清长，腹中胀痛已全消，食量较佳，惟舌根尚白腻，寒温余邪尚未全清，元阳正气尚待继续温扶。

白附片300g，干姜30g，甘草10g，上肉桂10g（研末，泡水兑入），西砂仁10g（捣），薏苡仁10g。

11月1日八诊：舌腻苔已退，稍有薄白苔，脉搏、体温正常，小便清长，腹部宽舒，无他痛楚，食量日佳，每餐节制仅食至六七分，以免有伤脾胃，睡眠转佳。阳神初复，尚不能同守而多梦；正气未充，起坐感到头昏足软无力。仍以扶阳辅正，使真阳旺盛，邪阴消尽为度。

白附片300g，干姜36g，甘草10g，西砂仁10g，茯神30g，炙远志10g，上肉桂10g（研末，泡水兑入）。

11月2日九诊：脉搏、体温如常，舌根微薄白，舌质红活，睡眠、饮食增进，胃气大开，但仍须节制饮食至七八分为度。今晨起坐头已不昏，足尚软，仍以扶阳辅正。

白附片160g，干姜30g，上肉桂10g（研末，泡水兑入），小茴3g（微炒），茯苓16g。

11月3日十诊：水气化行，腹中汩汩作鸣，眠食均佳，行动时两足尚感无力，足征阳神未充，仍守前法。

白附片160g，干姜30g，甘草10g，上肉桂10g（研末，泡水兑入），西砂仁6g，白胡椒3g（捣）。

11月4日十一诊：病已痊愈，精神、饮食均佳，形神尚弱，拟四逆汤加味1剂，继以黄芪建中汤、桂附理中汤及归脾养心汤等善后调理10余日，精神渐复，出院回家休养。此后健康，体质恢复如常。

按： 该患者曾道坚先生在新中国成立后曾任昆明市西山区政协委员，其父曾恕怀先生在新中国成立后曾任昆明市副市长等职。在1988年10月18日"著名中医学家吴佩衡诞辰100周年纪念大会"上，曾道坚专程赴会并献诗一首，感念当年救命之恩，详见"吴佩衡逸事"一章。

四、奔走沪上，维护中医

　　1929 年 2 月，国民政府卫生部召开了第一届中央卫生委员会，会议通过了余云岫等人提出的所谓"废止旧医案"。一时中医界群情愤激，纷纷通电、集会抗争，坚决反对"废止旧医案"。吴佩衡拍案而起，与几位同道一起，召集昆明及部分专、县名医及药店老板开会，抗议"废止旧医案"。会上他慷慨陈词，激起300 多位与会者对当局之举的极大义愤，会议一致通过给国民政府的抗议信。

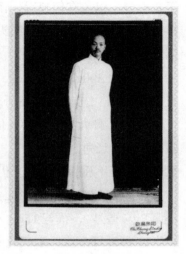

吴佩衡在上海留影

　　1929 年 10 月，上海神州中医总会来函，拟召开第二次全国医药团体代表会，邀请云南派代表参加，云南中医界一致推荐吴佩衡为代表出席上海会议。当时从云南出省，水陆交通均不通，必须乘滇越铁路窄轨火车到越南的河内、海防，再改乘英国轮船途经香港才到达上海。冬季严寒，路途艰辛，他不顾个人安危，只身踏上旅途，如期参加了 12 月 1 日召开的会议，并在会上做了激昂的发言。会议开了 5 天，会后选出赴国民政府请愿代表27 人，吴佩衡为代表之一。谢利恒、蒋文芳、陆渊雷、程润之、吴佩衡 5 人并被推举为主要发言人。

　　最后在国民党一些元老的支持下，蒋介石以国民政府文官处的名义发函，撤销了教育部、卫生部、中央卫生委员提出的

"废止旧医案"。喜讯传出,各地中医诊所、药店燃放鞭炮,庆祝胜利。

在沪期间,吴佩衡治愈了调赴抗日前线的滇军第三军军长王军的多年胃病。在王军的鼓励和帮助下,吴氏留在上海行医6年,后因日寇侵华,时局紧张,于1937年2月率全家重新回到昆明。

旋即着手在市中心的"近日楼"西侧,古城墙下的万钟街,先租用后购置了一所楼上楼下各三间的砖柱木结构旧房,楼上住家,楼下铺面做诊室,国民党元老于右任先生亲笔题写了金字横匾《国医吴佩衡诊所》。

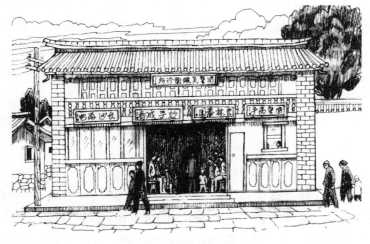

吴佩衡在昆明的诊所

经此抗争事件,吴佩衡益加坚定了维护中医的立场,对轻视、诋毁中医的言论和行为,挺身而出予以批驳,决不留情。有一件事可以证明。1940年8月18日,《民国日报》载登了北京大学哲学教授冯友兰先生的"论中西医药"一文,"力诋中医之非，词多荒谬，且竟将中医数千年之历史一笔抹杀"。吴佩衡"阅之不胜愤慨"，提笔撰写了"驳冯友兰论中西医药"的文章，对冯文予以义正词严的批驳，如冯文谓："你们现在应当研究中药，而不必研究旧医的荒诞理论。"吴文说此论"更为狂妄滋甚。谚云：用药如用兵，擒贼先擒王，良药固有效能，必须有理论通达的名医配合调制，始能奏效，否则乱用方药，必至误人杀人；精兵固能制敌，亦必须得有娴熟韬略的名将，训导指挥，始能克敌，否则乱用兵力，结果必至覆师误国。似此其功过究应归之医师与主将，抑应归之药饵与兵卒，试问冯君，将何以解？"

又如冯文"以一门外汉，竟妄诋'中医的理论不通，荒诞不经，且谓应绝对不能治病，其所之治病，如有痊愈者乃是其病本来即可痊，与吃药无干。'"吴文指出："实属信口雌黄，显乖理论，不啻伤寒患者之发谵语。"并"仅就验案所得，录列数件于后，以为妄诋中医者鉴"，选录了自己经治的"均住昆明"的 10 个案例，均是"当时西医断言无救，或力主开刀，而中医竟以'荒诞不经的旧理论'，判断诊治而全活，试问冯君，究系'其病本来可以痊愈的，抑与吃药有干无干呢？'"

这里仅录其中一例：江灿北之第九子，13 岁，住三市街二允巷一号。1927 年 8 月患病甚危，右少腹凝结一块，其痛甚剧，形容消瘦，唇舌焦燥，痛甚烦乱，须臾复止，止而复烦，均经 4 位大名西医诊视，均决断为盲肠炎之危证，力主开刀但不能保险，且云肠内已有脓，肠将溃烂。既延余诊视，即以"中医的旧理论，判断病源，为厥阴证，肝气凝结，蛔虫内扰，以仲景之乌梅丸方，一剂立效，略加减 4 剂而痊，且免刀术之险。"

吴佩衡回云南后，一直为中医的生存和发展奋斗，他性格豪爽，主持公道，热心办事，深受中医界人士敬重，声望日高，得到同业认可。由于他对中医事业的献身精神，深受医界同仁和广大群众的敬重，1939 年被选为昆明市中医师公会理事长；1942 年成立全省中医师公会，又当选为理事长，同时受聘担任云南省中医考试主试委员及云贵考铨处中医考试襄试委员及检核委员。至此，吴佩衡已经成为云南省和昆明市中医界的代表人物。

为了传播中医学理，吴佩衡于 1945 年创办了《国医周刊》，以资促中医学术交流，也为捍卫中医建立一个阵地，"驳冯友兰论中西医药"一文即发表于该刊上。

五、欣逢解放，倾力教育

新中国成立后，中医迎来发展的春天。1950 年，昆明和平解放，吴佩衡已年逾花甲，但他和年轻人一样欢欣鼓舞，同时也掀开自己人生的新篇章。他集中精力投身于中医教育，呕心沥血，培养云南中医英才，创造中医人生新的辉煌。

在为中医抗争的过程中，吴佩衡认识到要使中医有社会地位，必须要自立自强。首先要壮大队伍，但仅凭传统的父子相传、师徒相授之方式，无论从数量、质量上，都很难做到。中医若要继续发展，唯一的出路就是办学。只有大力培养人才，提高这支队伍的素质水平，中医才能后继有人。

于是在 1948 年，他拿出大部分家产，并在一些医界朋友、病友的赞助下，在昆明市太和街原中医师公会会址的药王庙内，开办了云南省第一所中医学校——云南省私立中医药专科学校，为云南中医办学开了先河。他把自己的诊金收入除留家庭生活开支外，全数捐赠办学。

学校首批面向社会招收学生 120 名，不拘性别年龄，凡有志学习中医者均可报名应试，经考试合格入学。学制 2 年，分

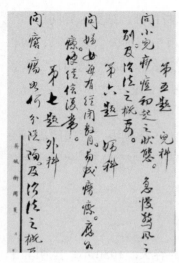

吴佩衡亲笔书写的考试题

早晚两班上课，学习期满，成绩及格，发给毕业证书。课程设置有"内经""伤寒论""金匮""温病""妇儿科""中医病理学""中医诊断学""方剂学"等，也有一些西医课程。为避免门户之见，汲取各家之长，他亲自聘请多位名医如戴丽三等为教师，他自己也带头任课，教授"中医病理学""伤寒论"等课程。为了理论联系实际，还开设了中药标本室，分门别类陈列各种生药、饮片标本 400 余种。（《著名中医学家吴佩衡诞辰 100 周年纪念专辑》）

1950 年，云南省卫生厅厅长王抗搏拜访了吴佩衡，之后省委统战部部长陈方商请吴佩衡担任省卫生厅副厅长，他婉言谢绝，表示仍愿做教学工作，为社会多培养人才，不愿做官，这是他毕生的愿望。

1952 年，他将凝聚了满腔心血的私立中医学校捐给人民政府，由昆明市卫生局接管，并开办了第一期中医进修班，以后又改为云南省中医进修学校，云南省中医学校，他被任命为副校长、校长。此后，他在繁忙的临床工作中，一直坚持给中医进修班上课。他常住学校，虽然学校距家仅 10 余公里，又有小车接送，但他很少回家，一心扑在中医教育上。

1960 年，经国家教育部批准，在原云南省中医学校基础上，成立云南省中医学院，任命吴佩衡为首任院长。此时他已年过七旬，仍信心百倍地投入紧张而繁重的行政和教学工作中，力主把"四大经典"作为教学的主要内容，尤其是亲自编写《伤寒论讲义》，并亲自讲授《伤寒论》，这在全国中医院校中是独一无二的。此举不但在当时颇具胆识，难能可贵，即使在今天看来，也是独具慧眼，对发展中医、振兴中医具有深远的意义。

党和人民政府给了吴佩衡很高的荣誉，先后出任云南省政协常委，云南中医学会副会长，《云南医药杂志》副主编。1956 年、1959 年，吴佩衡两次出席全国政协会议及全国文教卫生群英大会。在全国政协会议上，吴佩衡遇到了朱德委员长。吴生元说："他们回忆起过去都很高兴，当时父亲还见到了正在朱德身旁的毛泽东，三人聊起了中医话题。"[吴生元."吴附子"的传奇与现实.南风窗，2007（338）：2]

1959 年，吴佩衡在党旗下庄严宣誓，成为一名光荣的共产党党员。

"'文革'前 15 年中，是晚年祖父为中医事业的发展呕心沥血，只争朝夕的时期，也是他心情最舒畅的时期。他实现了几十年来梦寐以求的愿望，看到了更加美好的前景。"（"我的祖父——吴荣宗回忆录"）

这期间他频频受邀到省、市医院及部队医院会诊，也常为西医学习中医班的学员讲课。越南国防部部长武元甲大将曾专程飞赴昆明，找吴佩衡诊治。

吴佩衡认为办大学要办出特色，除有一批优秀教师外，教材

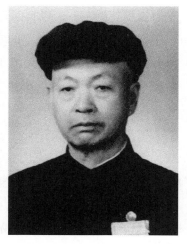

1959 年参加政协会议的吴佩衡

的选编也至关重要。他极力推崇中医经典著作，献出自己珍藏的郑钦安所著《医法圆通》《医理真传》的善本，组织几位书法功底深厚的老中医，精心抄写，由学院影印出版，作为补充。

他很注意教学方法，反对面面俱到，满堂灌，提倡少而精，理论联系实际。他经常到教室听课，提出问题与师生共同探讨，课后与师生谈心，用"若要功夫深，铁棒磨成针"的谚语，勉励学生克服浮泛不精的学习态度；要求教师教学要抓精髓，传真功。（《著名中医学家吴佩衡诞辰100周年纪念专辑》）

很多学生回忆："老院长不顾自己70岁的高龄，亲自上台讲授，学生的学习劲头也很大，只要老院长一上课，一些青年教师和外单位的中医都来听课，教室里总是挤满了人，连走道上也坐得满满的。""老院长授课，声音洪亮，要点明确，重点突出，真可谓画龙点睛。他还常以自己行医的亲身经历，启发诱导学生，为学生指点学习的方法、途径，引导学生入门登堂，热爱中医事业。""老院长一走进教室就在黑板上写了一个很大的'醫'字，然后用洪亮的声音，以自问自答的形式说，同学们知不知道这是一个什么字？知道这个字的实际含义吗？醫中藏矢，矢是箭头，良医以活人，庸医以杀人，杀人不用刀。因此，学医有利害之争，生死之关。"（《著名中医学家吴佩衡诞辰100周年纪念专辑》）

每当寒假、春节来临，远道来昆的专县同学，苦于家境贫寒，无力购买车票回家团聚，思乡之情可想而知。年初一的清晨，留校同学还躺在床上睡懒觉，老院长就拄着手杖到学生宿舍来看望他们了。冷清的宿舍顿时热闹起来，同学们既兴奋又不安，赶快起床向先生拜年，先生亲切地向大家问寒问暖，彼此都无拘无束，好像在家里和亲人团聚一样欢快。"当时学院还有十多位远离亲人的印度尼西亚归侨学生，祖父特别关心他们，亲自为他们专门开课。"（"我的祖父——吴荣宗回忆录"）

晚年他曾深有感触地说："中医事业是一个伟大的事业，要为它做出一点贡献，必须付出艰巨的劳动，以至毕生的精力。"（《著名中医学家吴佩衡诞辰 100 周年纪念专辑》）

可以说，吴佩衡开创了云南中医教育之先河，为云南中医教育事业呕尽心血，成就斐然，被公认为著名中医教育家。

六、百年春秋，后世景仰

"文革"期间，吴佩衡被诬陷为"反动学术权威"，受尽批判折磨。吴荣忠回忆："年届八十的祖父被连续的批斗会折磨得精疲力竭，已无力自己走动，但造反派仍强迫体质单薄的吴生元五叔，从宿舍楼上背着七十多公斤重的祖父，到礼堂中接收批斗，五叔也因此罹患上了腰椎压缩性骨折。他们甚至扬言要八孃、五叔、大姐三人，用木板车拉上祖父去游街。就在祖父患病卧床不起的时候，他们也不甘休，公然把高音喇叭拴在祖父的蚊帐杆上，大字报铺在被面上，进行现场批斗，真可谓残忍以极。祖父虽闭口无言，但苍老的脸上，仍透出一股浩然之气。"（"我的祖父——吴荣宗回忆录"）

1968 年 8 月，吴氏病情进一步加重，出现了思维不清，认识力丧失，幻视、幻听、自言自语等精神症状。1971 年 4 月 25 日，一个春寒料峭的日子，吴佩衡在他久居的书斋里，怀着对中医事业的一往情深，也怀着对"文革"难言的困惑，悄然逝世。云南中医界的一颗巨星陨落。

"文革"结束后，党和人民为吴佩衡恢复名誉。1978 年 8 月 12 日，在云南中医学院礼堂举行追悼会，原国家卫生部、中共云南省委、省政府均敬献了花圈，各界人士深切悼念离去的中医大师。

1988 年 10 月 18 日，一个秋高气爽的日子，在云南中医学院附属医院宽敞的多功能厅内，举行了由云南省卫生厅、教育厅和云南中医学院联合举办的"著名中医学家吴佩衡诞辰 100 周年纪念大会"，省委、省政府领导与 600 多名各界人士参加，追忆吴氏生平业绩，传承其学术思想，会后刊行了《著名中医学家吴佩衡诞辰 100 周年纪念专辑》。

2009 年 3 月，在云南又举办了"著名中医学家吴佩衡学术思想研讨暨纪念吴佩衡诞辰 120 周年大会"，来自国内外的众多学者和吴氏后人、门生等共同探讨了吴佩衡学术思想，盛况空前，会后刊行了

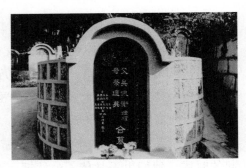

吴佩衡夫妇之墓

《著名中医学家吴佩衡学术思想研讨暨诞辰 120 周年论文集》。本丛书主编张存悌教授参会，发表精彩演讲《一代名医，火神宗师》，并撰嵌字联"火神传薪后人钦佩，神医济世阴阳平衡"。

2011 年 10 月，"中国当代中医药发展研究中心"编辑出版《中华中医昆仑》丛书，从全国范围推荐遴选"国内外影响较大……为中医药事业的传承和发展作出突出贡献"的近百年来中医药界的杰出代表，最终选定 150 位名医大家，为之编写传记。云南省入选者仅吴佩衡一人，毫无疑义，这是载入史册的巨大荣誉。嗣后，由吴生元、吴荣宗等撰写的《中华中医昆仑·吴佩衡

卷》，由中国中医药出版社出版发行，为历史留下一座丰碑。

此外，《中国现代名医传》《著名中医学家的学术经验》等书均设立吴佩衡专章，介绍其学术思想和临床经验。

七、著述简介

吴佩衡在行医的同时，勤于著述，加之 60 岁以后主要从事中医教育，经常编写讲义，因此其著述较多，本节予以整理。

1.《医验一得录》 应该是吴氏第一篇论文，写于 1924 年，时年 38 岁。"本年秋，余因读中医杂志，见群彦之论著，蔚然可观，复观西医之诋诽，怒焉足慨，不觉技痒，爰不揣固陋，仅就平日治验之一得，录出数十条，就正大雅，尚望同志诸公，博雅君子，不遗管窥，俯赐匡正，幸何如之。"

此文回顾了他的学医成长之路，是了解吴氏学术发展脉络的重要资料。"益知医之为人所不可不习，乃遍索《素》《灵》《难经》《甲乙》《千金》《外台》而精研之，稍有所得，更就唐以下诸书暨明清诸大家吴又可、喻嘉言、叶天士、张隐庵、柯韵伯、徐灵胎、黄坤载、陈修园、王孟英、唐容川、郑钦安等大著，挈长舍短而参酌之，见识较扩。""古今医籍更仆难数，极而穷之，亦力有所弗逮，甚或多歧而亡羊，思欲得一守约之道，而未能也，乃复取仲景书而钻研之，始恍然而悟，识别阴阳为治病之定法，守约之功，或在乎是。"

2.《吴佩衡医案》 为其代表性著作，由子女吴生元、吴元坤整理而成。1979 年由云南人民出版社出版；2009 年人民军医出版社修订再版发行。该书精选吴氏有代表性医案 85 例，包括外感、温病与瘟疫、阳虚阴寒证、内科杂病等病种，多系疑难重症，为其平生所治重症大症，而以阳虚阴寒证的诊治最富特色。

　　书中部分案例也曾被收录于《全国名医验案类编》（1929年）和《中国现代名中医医案精华》（1990年）中。

　　2009年再版本增加了"医药简述""中药十大主帅"两篇文章，系吴佩衡两篇重要作品。"中药十大主帅"一文，"医、药思想并茂，论述深入浅出，尤对附子、干姜、肉桂、麻黄、桂枝、细辛、石膏、大黄、芒硝、黄连10味药品的性味、功效及临床运用阐述精辟，并指出此10味药品，余暂以'十大主帅'名之，是形容其作用之大也。药海浩瀚，而独重此10味者，笔者窃思这是先生学术思想的体现。"（《著名中医学家吴佩衡诞辰100周年纪念专辑》）

　　1999年吴生元等以"中药十大主帅"为基础扩充内容，著成《吴佩衡中药十大主帅古今用》，由云南科技出版社出版，进一步充实了吴氏学术宝库。

　　3.《麻疹发微》 1943年应家乡亲友要求而写。是年春，"吾乡麻疹流行，死亡者众。亲友接续函电来滇，嘱余拟方救治，因于匆猝之际，写成《麻疹发微》一稿，印寄乡里，按法施治，全活者多。昆明部分同道及同学亦曾掌握此法，用诸临床，无不应手而奏效。"他在书稿中指出："麻疹之辨证和治疗，据古籍所载，多谓其病因为'胎毒即火毒'而以清火解毒，或养阴凉血之法治之。如《麻瘄必读》所谓其证多实热而无寒，故治以清火滋阴为主，其他各著大抵与此说相同。过去医者多固执旧论，不辨虚实寒热，致使小儿之死于此者，比比皆是。"（《麻疹发微·自叙》）

　　吴佩衡认为："麻疹病程，可见顺、险、坏、逆四证。顺证不必服药，如延医施治，须慎用寒凉及过表之剂，以免变证莫测。只宜调和营卫，稍佐解表之品，如仲景桂葛汤极为合宜。"独特的是，吴氏认为凡属虚寒小儿，只有放胆使用四逆、白通等汤，才易挽回颓绝。全书附验案 32 例，大多数以附子、白通汤为主，扶阳挽逆，获得成功。1962 年，云南人民出版社将书稿正式出版发行。

4.《伤寒论讲义》《伤寒论条解》《伤寒论新注》 这是吴氏不同时期编写的伤寒讲义，均系油印本。

从 1948 年创办云南省私立中医药专科学校，到成立云南省中医学院担任院长，晚年他主要从事中医教育，始终坚持亲自授课，很多讲义都要自己编写，以上这几种不同时期的讲义，其结构内容明显具有教材特点。

其中《伤寒论新注》系"在祖父的主持下，以宋本《伤寒论》为蓝本，集体在一起认真地逐条讨论，对每个条文都要过细推敲，并将祖父的实践经验加入其中。对有些有证无方的条文，则根据条文原意，从《伤寒论》中寻找恰当方剂补入。这本书有极高的学术价值，是集祖父创新的中医理论及丰富实践经验的著作。后来，一共编著了 300 条左右，只差欠几十条就可告完成。

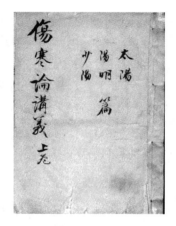

吴佩衡亲笔书写的讲义

可惜 1966 年 5 月，'文革'一开始，这项工作就被迫停下来，功亏一篑。"（"我的祖父——吴荣宗回忆录"）

5.《中医病理学》 亦为吴佩衡在云南省私立中医药专科学校所编写的讲义，系油印本，至今在昆明旧书市场犹可看到零星书册。内容大致为中医内科学部分，分题论述，包括"论肺病与咳嗽""痢疾辨证论治""伤寒与瘟疫之分辨"等篇，论述缜密，

颇多个人经验，凝聚了他大量心血。本书在"证治经验"一章
中，予以全文引用，以利发掘其学术经验。

第二节　吴佩衡其人

一、品格高尚

吴佩衡古道热肠，胸无城府，喜交朋友，家中经常有客来
访。遇人有难处，就解囊相助；遇不平之事，会挺身而上，仗义
执言。他的正直和豪爽，在业界、政界都是有名的。"20 世纪 60
年代初，有一段时间，因药材公司在收购附片时，不小心混入了
一种叫'紫乌'的杂品，毒性很大，以致引发多名服用者中毒身
亡。药政主管当局不经调查研究，断然粗糙下达'禁用附子'的
文件。祖父闻讯，认为是官僚主义，因噎废食，立即手拄拐杖，
直奔省委大院。他毫不隐讳地对省委第一书记阎红彦进言，要求
撤销文件，他激动地说：'难道电麻死了人，你们也要把电厂炸
掉？'后来把查出的那一批附片重新进行处理，问题也迎刃而
解。从此阎书记对祖父有了更进一步了解，生病时常请祖父予以
诊治。"（"我的祖父——吴荣宗回忆录"）

吴佩衡对医德很重视。云南省名老中医来春茂回忆，当年吴
老曾对他讲："有才无德，有德无才，均不足为良医，应当以德
统才，方为优秀的医生。"来先生珍藏着吴老书赠他的一副对联，
把它视为瑰宝。上联曰："敢诩救人即救国"，下联是"须知良相
媲良医"。昆明市五华区人民医院施润生先生也回忆吴佩衡常告
诫他说："若有病厄来求救者，不问其贵贱，长幼妍媸，怨亲善
友，华夷愚智，普同一等，皆如至亲，均应精心治疗。"他"一

贯以治病救人为己任，日理百诊，来者不拒，从不马虎了事。凡经他诊治者，不分高低贵贱，无不精心调治，愈不受谢。对贫穷无资者，除免诊费外，还经常赠送药费，甚至对疑难重症，还亲自督促病人服药"。有时候他会"亲到病者家中，教予煨煎方法，其要点是必须先煨 3 小时后，试尝药无麻味时，则将配药放入同煨，尔后再尝试一次，确知没有麻味，始可服用"。（《著名中医学家吴佩衡诞辰 100 周年纪念专辑》）

据吴佩衡故交黄桂林老人回忆："从吴老先生每一份发黄的药方上，不仅能看出吴老的医术、医德和文笔风采，还能看到吴老接受新鲜事物、与时俱进的特点。"黄老珍藏的吴佩衡先生1957 年 3 月为他所开药方，药方左上角"公斤"两个字就是先生在新中国成立初期积极参与政府提倡计量单位改革的体现。当时老称制的一市斤等于新称制的六公两二钱五，换算极其繁杂，很多老中医不愿进行换算。而吴佩衡先生却例外，并在每一份药方左上方位置注上"公斤"，还画上圈，以示此药方的计量单位为新称制，这的确是十分难得的。

二、学养广博

吴佩衡自幼随父就读私塾，熟读"四书""五经"等国学经典。10 余年的寒窗苦读，使他在传统文化方面颇有所积，有着深厚的传统文化基础。

吴荣宗回忆："祖父对文化艺术也很感兴趣，古典文学中他最欣赏《红楼梦》与《聊斋》。住老宅时，有段时间每天晚餐后，都要给我们六七个小孩讲 1 小时的《聊斋》。冬天大家就围在一个栗炭火盆旁，非常温暖。可能是为了忠实于原著和帮助我们提高古文水平，祖父总是先读一段文言文后，再讲解。"

"我在高中一年级时，文学课中有分量不少的古文内容。有一天晚饭后，祖父问我：'今天你在学校上了什么课？'我回答：'这几天正在上《诗经》。'祖父立即顺口诵读起'关关雎鸠，在河之洲，窈窕淑女，君子好逑……'把《诗经》中的"关雎诗"一口气全背下来，而且声音抑扬顿挫。只见他老人家时而双目轻闭，摆头叩首；时而眼球转动，声情并茂，让我感叹不已。背诵完后，又顺手拿起我身旁的箫，吹奏了一曲婉转动听的'梅花三弄'。"（"我的祖父——吴荣宗回忆录"）

有一次，在课堂上谈及"六步之气"的二十四节令问题，吴佩衡认为"夏至"与"冬至"，是一年中阴阳两气的转折点，也是阴阳消长的关键。当时吴即背诵《幼学琼林》中"夏至一阴生，是以天时渐短；冬至一阳生，是以日暑初长"来作证。而《幼学琼林》是幼学基础读物。可见吴氏不但在医学上下过深刻工夫，而且对传统文化也有着坚实的基础。

还有一次，对学生谈及脉学，六部脉分属于五脏六腑时，吴氏马上背诵出《脉诀》一段话："欲测疾兮生死，须详脉之有灵。左辨心肝之理，右查脾肺之情。此为寸关所主，肾即两尺分并。"可见他在青年时学医，确实下过一番苦工夫。（《著名中医学家吴佩衡诞辰100周年纪念专辑》）

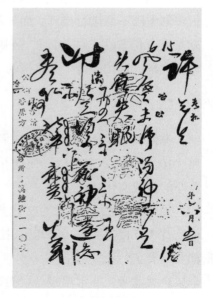

吴佩衡亲笔处方

吴佩衡终生惯用毛笔，一般都用行书来书写信件、病历、处方及文书。他常说："处方是中医的门面，一个好医生必须有一手好字，必须开出一张像模像样的处方。"他的书法苍劲、奔放、别具一格，不仅在中医界得到好评，其学生、好友及书法爱好者都以获得他的墨宝而自豪，有些人把祖父开的处方视为珍宝，精心收藏了几十年。（"我的祖父——吴荣宗回忆录"）

吴佩衡先生嫡外孙顾树华耗时多年，多方搜集整理了先生存世亲笔处方二十九笺，集结成册，名为《吴佩衡亲笔处方》，极具文史价值。

三、热爱生活

生活中的吴佩衡是一个怎样的人呢？也许儿孙们的描述是最生动、最准确的。下面就是吴佩衡孙子吴荣宗的回忆：

吴佩衡"生平不沾烟酒""对生活也是无比热爱，无论在家、在诊室还是外出开会，总是着装整洁得体，一头银发平整地往后梳理，纹丝不乱，显得神采奕奕。他喜欢种花、赏花，老宅小小的院内，几乎全是花，两个大花台栽种的花和几十盆大小不等的盆花四季交替，常年盛开。祖父最爱的是兰花、桂花、牡丹、茶花、珠兰。在百忙之余，他总爱在院中修剪枯枝败叶，或戴上老花镜，手持小刷子，轻巧地去除叶片上的虫斑。兰花盛开时，总要把其中几盆最好的抬到前屋楼下的候诊室中，与病人共享扑鼻的芬芳。学院搬到白塔路后，祖父也经常漫步在校园中，时而在专注地赏花。"（"我的祖父——吴荣宗回忆录"）

吴佩衡还特别喜欢动物，过去住老宅时，爱养猫和鹦鹉。每顿饭后总爱教鹦鹉说两句"客人来了，装烟倒茶"之类简单的语句。他最喜欢到动物园去看动物，总是细心地观察动物的一举一动，尤其喜欢小老虎。动物园的员工与他很熟悉，有时要专等他到时才给老虎喂食。他"观看时那种专注、天真的表情，活像一个幼童"。(《中华中医昆仑·吴佩衡卷》)

第二章

学术思想和临床特色

第一节　伤寒为宗，突出扶阳

吴佩衡在家乡会理县行医时，已经对仲景学说打下坚实基础，"遵循仲景，日日开卷，静思揣摩则终身受益"。1924 年 38 岁时，他即写道："至于处方，余本仲景定法为旨规。盖仲景之法，本汤液遗意去杂乱方药，制作有法，加减有度，极神妙，极稳妥，极有效，非后贤之所能仰窥。方虽百余，似觉不杂，变化活泼圆通用之，亦足以尽治万病而有余，此余之所以拳拳而服膺也。"(《医验一得录》)

按："余本仲景定法为旨规……足以尽治万病而有余"，认为经方"极神妙，极稳妥，极有效，非后贤之所能仰窥"。显现其《伤寒》为宗，师法仲景的学术根基。

可以说，他终生都在学伤寒，用经方，从云南省私立中医药专科学校开始，到云南中医学院，他始终在教授《伤寒论》这门课，亲自编写讲义，一部《伤寒论讲义》，随着教学进展，一直在不断修改、补充、完善，我们能看到不同时期的各种《伤寒论讲义》版本，都凝聚了吴佩衡毕生心血。

2020 年《吴佩衡伤寒论讲义》由学苑出版社出版，此次以

1965 年吴佩衡先生油印本《伤寒论讲义》为底本整理而成。本书从《伤寒论》398 条中精选了 263 条条文进行阐述，涵盖了《伤寒论》全部 112 首方剂，对其中难以理解的 133 条条文加

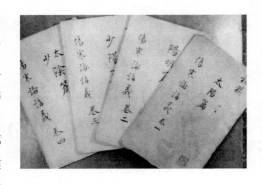

以"解释"或加"按语"，并对一些有证无方的条文，根据自己经验补入方剂。其中提到最多的方剂为四逆汤、白通汤、通脉四逆汤、麻辛附子汤等，推重扶阳之法，凸显火神派特色。

吴佩衡对伤寒学说的认识和体会，可以归纳为以下几点。

一、疾病千端，统于六经

吴佩衡学用伤寒，握定六经提纲为基本大法，虽"疾病千端，治法万变，统于六经之中""《伤寒论》活方活法，可治万病而有余"。（《著名中医学家吴佩衡诞辰 100 周年纪念专辑》）

"他经常引用黄元御的'六气瞭彻，百病莫逃，意至浅而法最精'的名言启迪后学。他认为以此为纲，可执简驭繁，把握六经辨证要领，对内伤外感各病种可层层剥离，深入洞察，把握机要而提出可靠的方证，以此循之，可思过半矣。"（《中华中医昆仑·吴佩衡卷》）

"凡临床之际，无论轻重各症，握定六经气化辨证论治，自觉较有把握，以经方为主，时方为辅，无不应手奏效。"（吴元麟"父亲的简略生平"）

他主张"熟读六经提纲，记住重点条文 120 条"（《著名中医

学家吴佩衡诞辰 100 周年纪念专辑》)。

二、六经"病情"，握要以图

吴佩衡说："根据各种症状，归纳为六经，而各经之病又均具有其独特之主要证候群，即所谓六经提纲。在提纲中又各有其特点，即附于提纲之病情。此种病情，并非疾病表现之一般情况，而是主要症状中尤为主要之症状，有已提在提纲中者，亦有未提在提纲中者，如：

太阳病以"脉浮，头项强痛，恶寒"八字为提纲，"恶寒"二字为病情。

阳明病以"胃家实"三字为提纲，"恶热"二字为病情。

少阳病以"口苦，咽干，目眩"六字为提纲，"喜呕"二字为病情（"往来寒热，胸胁苦满"两证亦为重要）。

太阴病以"腹满而吐，食不下，自利益甚，时腹自痛，若下之，必胸下结硬"二十三字为提纲，"食不下"三字为病情。

少阴病以"脉沉细，但欲寐"六字为提纲，"但欲寐"三字为病情。

厥阴病以"消渴，气上冲心，心中疼热，饥而不欲食，食则吐蛔，下之利不止"二十四字为提纲，"不欲食"三字为病情。

以上六经及病情，为《伤寒论》全书之纲领，深明此纲领之意义，始易掌握辨证论治之规律，学者诚能掌握此规律，再结合《金匮要略》一书，深入钻研，化而裁之，灵活运用，即可统治男妇老幼的大多数疾病。"（《吴佩衡伤寒论讲义》）

按：在六经提纲之外又揭示各经"病情"要点，强调"主要症状中尤为主要之症状"者，乃系吴氏发明，有助于学者进一步领会六经提纲。提要如下：

太阳病以"恶寒"二字为病情。

阳明病以"恶热"二字为病情。

少阳病以"喜呕"二字为病情。

太阴病以"食不下"三字为病情。

少阴病以"但欲寐"三字为病情。

厥阴病以"不欲食"三字为病情。

三、把好太阳关，重视少阴病

吴佩衡以"握定六经"提纲为基本大法，又强调"把好太阳关，重视少阴病"。

（一）把好太阳关

吴佩衡常说："太阳为六经之藩篱，病邪侵入人体，首伤太阳。并要求学生严格掌握太阳病风、寒、温三纲的立法及三者的辨证，让学生熟记《伤寒论》第二条'中风'、第三条'伤寒'、第六条'温病'的原文。指出有汗、无汗、口渴引饮是三者的辨证要点，分别用桂枝汤、麻黄汤、麻杏石甘汤治之。只要把太阳经治愈，就能使疾病控制于萌芽初期。"

"首先注重表证的及时处理，强调贵在早治、急治，以免导致病邪传变入里之患，此即'善治者，治皮毛'的用意。伤寒表证初起，他能切实地把握住太阳这一关，采用桂枝汤、麻黄汤、麻黄杏仁石膏甘草汤或麻黄附子细辛汤等方剂分别施治，对症下药，往往一汗而解。并且根据人体正气的强弱，感邪的轻重，在分药的配伍及剂量增减上灵活掌握，权衡变通，使之能多发汗、少发汗、微似出汗、不令出汗或反收虚汗，一方数用，均能奏效而不伤正。"〔李继贵.论吴佩衡中药十大主帅的立论基础.云南中医学院学报，1993（1）：7-10〕

由于"只要把太阳经治愈，就能使疾病控制于萌芽初期"，使邪气难以传经，因此吴氏医案中很少看到少阳病案例。

■**急惊风**：柯某之子，1岁半，住昆明市。清晨寐醒抱出，冒风而惊，发热，自汗沉迷，角弓反张，目上视。纹赤而浮，唇赤舌淡白，脉来浮缓。由风寒阻塞太阳运行之机，加以小儿营卫未充，脏腑柔嫩，不耐风寒，以致猝然抽搐而成急惊，此为风中太阳肌表之证。以仲景桂枝汤主之，使太阳肌腠之风寒得微汗而解。

桂尖9g，杭芍9g，甘草6g，生姜9g，小枣7枚。

入粳米一小撮同煎，服后温复，微汗。1剂即熟寐，汗出热退，次日霍然。

按：此案认证准确，选方切当，虽见猝然抽搐，却并未用止痉定惊套药，而是认定"风中太阳肌表之证"，以桂枝汤治之，"把好太阳关"。仲景服桂枝汤惯例，服药后啜热稀粥，以助胃气。本例则将粳米一小撮同煎，已含医圣之意，此善用经方者也。

■**鼻衄案**

李某，14岁，素患鼻衄，无他痛苦，故未用药调理。某日外出，适值阴雨天寒，又复感冒而病，发热恶寒，头昏疼，肢体酸痛，不渴饮，脉反沉细而弱，主以麻黄细辛附子汤加桂尖、生姜1剂，服后汗出热退。

次晨忽又鼻衄不止，用物塞鼻孔则血由口中溢出，似有不可止之状。头晕，腹痛，面色淡而无华，形弱神疲，复诊其脉迟缓而弱。此乃气血素亏，阴阳不相为守也。血虚散漫妄行，气虚则无力统摄血液，易致离经外溢。表邪虽解，气血尚虚，主以四逆当归补血汤。

附片 50g，炮黑姜 15g，砂仁 6g，大枣 3 枚（烧黑存性），黄芪 15g，当归 15g。

1 剂衄血立止，再剂霍然。是夜因大便用力，起身时忽而气喘咬牙，昏厥欲绝，唇青，面色灰白，脉细迟无力，扶之使卧稍定，乃以四逆汤加上肉桂治之，连进 4 剂而瘥。

按：此案先是发热恶寒，肢体酸痛，脉反沉细而弱，判为太少两感，主以麻黄细辛附子汤，即"把好太阳关"之义，一剂霍然；表证解除后，所现鼻衄而见面色淡而无华，形弱神疲之症，纯属里虚，用四逆汤合当归补血汤，扶阳兼顾气血。

■痄腮案

李某，男孩，5 岁。1964 年 2 月，患腮腺炎已四五日，发热恶寒，两腮于耳下赤肿疼痛。其母用臭灵丹叶捣烂外敷，另服六神丸，效果不明显，反觉腹中冷痛不适，延余诊视。寒热未退，两腮仍肿痛，腹内亦痛，不思饮食，精神疲惫，脉弦细，舌苔薄白、根部稍显黄腻。此乃风寒外袭，邪遏太阳少阳两经，经气受阻，脉络不通所致，亦属太少二阳合病之证。拟用桂枝、柴胡合方加味治之。

柴胡 6g，黄芩 6g，明党参 9g，桂枝 9g，杭芍 6g，法夏 6g，板蓝根 9g，甘草 6g，生姜 3 片，大枣 3 枚。

服 1 剂，发热退，恶寒减轻，两腮肿痛消退大半，腹痛亦止，已思饮食。脉细缓，舌根部黄腻苔已退。继上方去黄芩，加甲珠 6g，败酱草 6g，连服 2 剂而愈。

按：痄腮多按热毒辨治，前服六神丸即着眼于此。吴氏从寒热未退、两腮肿痛等脉症辨析，认为风寒外袭，邪遏太阳、少阳两经，用柴胡桂枝汤解此二阳合病之证，体现"把好太阳关"之旨。

■**暑证案**

廖某，男，31岁，四川会理县人。1928年5月郊游，值酷暑炎热，畏热贪凉，返家时临风脱衣，当晚觉闷热而思饮，全身倦怠违和。次日则有微寒而发热，头昏痛，肢体酸困疼痛。不日则热势突增，发为壮热烦渴饮冷之证。小便短赤，食思不进，经西法、针药施治未效，延余诊视。病已三日，脉来浮弦而数，面赤唇红而焦，舌红苔燥，肌肤皆热，但不见有汗，气息喘促，呻吟不已。良由暑邪伤阴，邪热内壅，复被风寒闭束，腠理不通而成表寒里热之证。法当表里两解，拟仲景麻杏甘石汤辛凉解表主之。

生麻黄12g，生石膏24g（碎，布包），杏仁10g，甘草10g。

一剂即汗出如洗，热势顿除，脉静身凉，头疼体痛已愈。然表邪虽解，里热未清，仍渴喜冷饮，再剂以人参白虎汤合生脉散培养真阴、清解余热。

沙参24g，生石膏15g（碎，布包），知母12g，寸冬24g，五味子3g，甘草6g，粳米10g。

服后渴止津生，食量增加，溺尚短赤。照上方去石膏，加滑石40g，生地40g，服后溺清而长，余热已尽，真阴复元，诸症全瘳。

原按：昔人谓暑忌麻桂，其实亦不尽然。此证里热被表寒所束，非麻黄何能解表？妙在次方即转用白虎、生脉，养阴清热，故而收效甚速。

按："此证里热被表寒所束"，不见有汗，虽有"暑忌麻桂"之说，仍不忌用麻黄，是为开表之设也。

（二）重视少阴病

吴佩衡认为，人体阳气损伤所致的危、重、急、疑难病症的病机，系属三阴寒化重证，"尤其少阴枢地界是关乎患者阳气存亡之关键，力主非大剂回阳救逆、回阳固脱不足以挽回颓势，医者不可犹豫胆怯而失济黎之心"（《中华中医昆仑·吴佩衡卷》）。

他认为少阴病是六经中病情发展最为严重的阶段，少阴为心肾两脏所主，是决定人体生命的关键。病至少阴必然损及真阴真阳，然而常常以损及真阳而致阳虚之证为多见，故对麻黄附子细辛汤、四逆汤、白通汤，乃至四逆辈作了精深研究。对附子的用量和煨法提出了新议，突破了附片有毒限量的禁区，打破了世俗畏附片的保守观念。（《著名中医学家吴佩衡诞辰100周年纪念专辑》）

正是由于重视少阴病，才修炼出他用附子、四逆汤等救治诸多急危重症的胆略，成就其独特的学术风格，从而在医林中占据一席之地。

（三）麻黄附子细辛汤应用经验

在经方中，麻黄附子细辛汤为吴氏常用方剂之一，"余用本方治病，最有把握，发挥于临床，应用较广，可说百发百中，效如桴鼓。"（《伤寒论新注》）其使用频度仅次于四逆辈，在《吴佩衡医案》中主以本方者共有8案，包括目赤肿痛、乳痈、少阴头痛、咽痛、麻疹变证等，每案均用得很有见地，常医难以有此手眼。因此，值得专门介绍。

吴氏在《伤寒论新注》中，对本方论述颇详，择录如下：

仲景《伤寒论》中仅一条论述此方，即"少阴病，反发热，脉沉者，麻黄细辛附子汤主之"。故许多医家不敢用，认为附子太热太燥，或太补而有大毒，故不使用，纵用仅三五分至二三钱而已。小病亦多有效，若病重者多半无效，犹杯水车薪也；认为麻黄表散太猛，纵用仅一钱上下而已；更认为细辛辛散太厉害，纵用之仅三五分，故有"细辛不过钱，五味子不过分"之云。因此，本方使用者甚少……根据编者临床实践，如能掌握辨证论治规律，灵活运用，其应用范围绝不止此一证而已。如下十二治法。

1. 治偏头疼痛

无论左右，或头疼如斧劈，久治不愈，精神缺乏者，属寒伏少阴，清阳不升，头部经络不通，以此方加天麻、羌活治之。若浊阴下降，上逆于胃，心翻呕吐，再加干姜、半夏、吴茱萸，可服数剂，其效颇善。

■邓某，男，成年。初以受寒发病，误服辛凉，病经十几天，头痛如斧劈，势不可忍。午后恶寒身痛，脉沉弱无力，舌苔白滑而不渴饮。辨为寒客少阴，阻碍清阳不升，复因辛凉耗其真阳，正虚阳弱，阴寒遏滞经脉。头为诸阳之会，今为阴邪上攻，阳不足以运行，邪正相争，遂致是症。治以辅正除邪之法，麻黄附子细辛汤加味主之。

附片100g，干姜36g，麻黄10g，细辛5g，羌活10g。

1剂痛减其半，再剂霍然而愈。

按：此案"头痛如斧劈"，据其"午后恶寒身痛，脉沉弱无力，舌苔白滑而不渴饮"，辨为寒客少阴，治以麻黄附子细辛汤加羌活，用药简练，彰显经典火神派风范。

2. 治鼻流清涕

喷嚏不止，或兼感寒头疼者，亦属寒入少阴，以本方加生姜治之，一剂生效。

3. 治鼻流稠涕

鼻阻已久，数月或数年不闻香臭者，属风寒内伏，阻遏肺甚之气不通，以此方加葱白、干姜、辛夷，连服数剂即愈。

4. 治目疾

凡目疾初起，多因外感风寒，凝滞目内血络不通，以致赤丝缕缕而肿痛，流泪多眵，涕流鼻阻，或则恶寒、头痛、体酸，甚则凝结而生阴翳。舌苔多白滑而不渴饮，即应以本方加生姜、桂尖、羌活，服一二剂得微汗，立奏其效。

此证绝非风热肝火所致，若照眼科各书通用之法，以平肝清火或滋阴补水，则痛剧增。因此有云"眼不医不瞎"，实为经验之谈。若肝热风火眼痛者，应见目眵稠黏，红肿痛甚，鼻干或鼻阻涕稠，口苦咽干，舌红而燥，喜饮清凉，并无恶寒、清涕、体酸、舌苔白滑、不渴饮等症，则此方决不可用，当泻肝火而清热，或滋阴补水主之。

■张某，男，50岁。始因风寒外感，发热恶寒，头身疼痛，全身不适。次日双目发赤，红肿疼痛，畏光而多眵。察脉沉细而紧，舌淡苔薄白而润。此乃风寒袭表，经脉血络受阻，凝滞不通所致。治以温经解表、发寒通络，方用加味麻黄附子细辛汤。

附片30g，麻黄6g，细辛5g，桂枝9g，防风9g，橘络5g，沙苑蒺藜9g，甘草6g，生姜3片。

煎服1次，温覆而卧，得微汗出。1剂尽，表证已解，目赤肿痛均已消退。惟阳神尚虚，头昏肢软，双目略感发胀。继以益气通络明目之剂治之。

黄芪24g，细辛3g，橘络3g，沙苑蒺藜6g，蝉蜕5g，藁本9g，女贞子9g，益智仁9g，茺蔚子6g，干姜9g，甘草6g。

上方服2剂而痊。

按：本案目赤肿痛而见风寒表证，吴氏以太少两解法，1剂而表解，目赤肿痛均消，洵为高手。

5. 治咽喉疼痛

凡咽喉痛初起，当见红肿或恶寒头痛，舌苔白滑不渴饮或痰涎清稀，此外感风寒兼少阴经络不通。以此方加桔梗 9g，生姜15g，甚则加肉桂 6 ～ 9g，服一二剂无不效如桴鼓。若误服清火之剂，则咽喉肿痛而成壅滞不通、气机窒息，每有生命之虞。

■王某，女，成年。始因受寒起病，恶寒，咽痛不适，误服清热养阴之剂而症情加重。头痛如劈，恶寒发热，体痛；咽痛，水浆不能下咽，痰涎涌甚，咽部红肿起白泡而溃烂。舌苔白滑，不渴饮，脉沉细而兼紧象。此系寒入少阴，误用苦寒清热，致使阴邪夹寒水上逼，虚火上浮而成是状。取扶阳祛寒，引阳归舍之法，以加味麻黄附子细辛汤治之。

附片 40g，干姜 26g，北细辛 6g，麻黄 5g，上肉桂 6g（研末，泡水兑入），甘草 6g。

1 剂后寒热即退，咽部肿痛减去其半，再剂则痛去七八。3剂尽，诸症霍然而愈。

按： 吴氏指出，少阴受寒误用苦寒清热养阴之剂，无异于雪上加霜。方中附子能扶阳驱寒，麻黄开发腠理，解散表寒，得细辛之辛温，直入少阴以温散经脉寒邪，并能协同附子纳阳归肾，邪去正安，少阴咽痛自然获愈。

6. 治骤然声哑失音

此证每因感冒寒入少阴，湿痰凝滞，壅蔽声带，发音不宣，以致突然声哑，其症多恶寒体困，舌苔白滑不渴饮，脉沉细或沉紧，抑或咳嗽痰多。此方加桂枝、生姜、半夏，服一二剂得微汗，各症即可消失，声音恢复正常。

7. 治牙痛

凡牙痛龈肿，并见恶寒或头痛，困倦无神或流清涕，舌苔白滑不渴饮者，亦系寒入少阴。盖牙属肾，肾阳虚寒邪凝结牙龈，血络不通则肿痛作，甚则腮颊亦肿痛，此非邪热实火所致，而应以此方加生姜 15 ～ 24g，肉桂 9g，甘草 6 ～ 9g，服一二剂得微汗即愈，其效无比。

■学生严某，门牙肿痛，口唇牙龈高突，恶寒特甚，头痛体困，手足逆冷，口不渴，唇龈虽高肿，但皮色乌青，舌苔白滑质青，脉沉细而紧。请吴老师诊治，处予大剂四逆汤加肉桂、麻黄、细辛。

附片 90g，干姜 45g，炙甘草 9g，肉桂 12g，麻黄 12g，北细辛 6g。

服后诸症旋即消失而愈（《著名中医学家吴佩衡诞辰 100 周年纪念专辑》）。

按：牙痛一症，方书多认为热证，特别是急性者最易误诊。吴氏辨为阴证夹表，处予大剂四逆汤加肉桂引火归原，略加麻黄、细辛辛散开表，药精剂重，可圈可点。

8. 治初患腰痛

由于寒入少阴，阻止腰背经络不通，以致腰痛如折、畏寒体困，甚则难以转侧，舌苔白滑不渴饮，脉沉细或沉紧。以此方加桂枝 15 ～ 24g，生姜 15 ～ 24g，茯苓 15 ～ 24g，甘草 6 ～ 9g，服 1 剂得微汗即霍然而愈（此病可能是急性肾炎）。若误服寒凉或滋阴补水之剂，则可成为腰背常痛之慢性肾炎，日久费治。

9. 治风湿关节痛

凡身体瘦弱之人易得潮湿，复受风寒袭入，以致风寒湿三邪阻遏经络关节不通而酸痛，甚则关节肿痛。初起则以此方加桂枝、苍术、薏苡仁、羌活、独活、伸筋草、石枫丹、五加皮、甘草等，灵活加减治之，连进数剂，无不奏效。

如治李某中风案就有体现，三诊时说话已清，右手足仍麻木痿软。调方：附片200g，筠姜80g，天麻10g，伸筋草10g，五加皮10g，羌活6g，桂枝30g，北细辛10g，甘草10g。4剂。

10. 治妇人乳痈（乳腺炎）初起

每因产后乳妇气血较虚时，抵抗力弱，易患此证，新产之妇尤易患此。本证良由哺乳时，乳房外露，易受风寒而成。在初起时，乳房内肿硬作痛，畏寒体酸困，或则发热头体痛，舌苔白滑不渴饮，亦有清涕鼻阻者。如感风寒较轻，乳房肿不甚者，即以此方加桂枝24g，通草9g，香附12g，生姜24g。服1剂汗出表解肿消，痛亦止，最多服2剂即愈。如表解乳痛止而肿块未全消，再以白通汤加细辛、通草服一二剂，无不特效。倘外敷清火拔毒消肿药，内服苦寒之剂，必致红肿溃脓，痛苦万状，抑会影响哺乳及母子健康。若红肿有脓，服药不能消散，即请西医开刀挑脓为要。

■尹某，25岁。产后6日，因右侧乳房患急性乳腺炎经用青霉素等针药治疗，病情不减。改延中医诊治，投以清热解毒之剂，外敷清热消肿软膏。诊治10余日，寒热不退，乳房红肿疼痛反而日渐增剧，遂延吴氏诊视。刻诊：发热而恶寒，体温37.4℃，午后则升高至39℃左右。头疼，全身酸痛，右乳房红肿灼热而硬，乳汁不通，痛彻腋下，呻吟不止。日不思饮食，夜不能入眠，精神疲惫，欲寐无神。脉沉细而紧，舌质淡而含青，苔白厚腻。辨为产后气血俱虚，感受风寒，经脉受阻，气血凝滞。又误服苦寒之剂，伤正而助邪，遂致乳痈加剧。法当扶正祛邪，温经散寒，活络通乳。方用麻黄附子细辛汤加味。

附片30g，麻黄9g，细辛5g，桂枝15g，川芎9g，通草6g，王不留行9g，炙香附9g，生姜15g，甘草6g。

连服上方2次，温覆而卧，遍身漐漐汗出，入夜能安静熟寐，次晨已热退身凉，头身疼痛已愈，乳房红肿热痛减半，稍进稀粥与牛奶，脉已和缓。舌青已退而转淡红，苔薄白，根部尚腻。继以扶阳温化之茯苓桂枝汤加味调之，乳房硬结全部消散，乳汁已通，眠食转佳，照常哺乳。

按： 此证乳房红肿疼痛，发热，极易判为热证，但"投以清热解毒之剂，外敷清热消肿软膏，诊治十余日，寒热不退"，可知并不支持热毒判断；而从恶寒、头疼、全身酸痛来看，当有表证；再从精神疲惫、欲寐无神、脉沉细而紧、舌质淡而含青来看，显系阳虚之兆。外见表邪，内已阳虚，故投麻黄附子细辛汤而收效，药证相符，自然取效。整个治疗未用一味凉药，识证之准，用药之确，确显功力。

11. 治产后伤寒（产褥热）

因产后气血较亏，腠理疏泄，一旦受寒，则易入少阴。证见或已发热，或未发热，必恶寒无汗，头昏痛，体酸困，脉沉细，精神缺乏，甚则头体均痛，脉沉细而紧，舌苔白滑不渴饮，即渴亦喜热饮而不多。此系太阳少阴两感于寒之证，即以此方服1剂，汗出霍然而愈，如药稍杂，则易变证，危笃费治。

12. 治感冒

无论男女老幼体较弱者，如遇感冒风寒，或已发热或未发热，必恶寒，头重或昏疼，体酸困，脉沉细，舌苔薄白而滑，不渴饮或喜热饮而不多，神倦欲寐，甚则头体并痛，脉沉而紧，此为太阳少阴两感于寒之证。用此方酌情加减分量，以温经解表，扶正祛邪。其体痛者，加桂枝；舌白而呕，酌加生姜、甘草；咳嗽者，加陈皮、半夏。服1剂得微汗则愈。据《素问·热论》云："人之伤于寒也则为热，热甚则不死。其两感于寒而为病者，必不免于死。"但仲景以本方治太少两感于寒之病,不但可免于死,而且疗效显著,可收药到病除、覆杯而愈之效。此外,本证用本方或他方,若杂以清凉之药,则易引邪深入,或加温补之剂,犹闭门逐寇,必致变证百出,重则有生命之虞。

■张某,42岁,昆明市人。某日返家途中,时值阴雨,感冒寒风。初起即身热恶寒,头疼体痛,沉迷嗜卧(即少阴但欲寐之病情也),兼见渴喜热饮不多。脉沉细而兼紧像,舌苔白滑,质夹青紫。由肾气素亏,坎内阳弱,无力卫外固表以抵抗客邪,寒风乘虚直入少阴,阻塞真阳运行之机而成是状。以麻辛附子汤温经解表主之。

黑附片36g(先煮透),麻黄9g(先煮数沸去沫),北细辛6g,桂尖12g。

1剂即汗,身热已退,惟觉头晕咳嗽、神怯而已。然表邪虽解,肺寒尚未肃清,阳气尚虚,以四逆合二陈加辛、味,扶阳温寒主之。

黑附片45g,筠姜24g,生甘草9g,广陈皮9g,法夏12g,茯苓12g,北细辛4g,五味子1.2g。开水先煮附片2小时,再入余药煎服。

1剂尽,咳嗽立止,食量增加,精神恢复,病遂痊愈。(《医药简述》)

按:本案肾气素亏,少阴感寒而致太少两感局面。方用麻辛附子汤,另加桂尖增强开表之力。取汗退热之后,以四逆汤合二陈汤再加细辛、五味子,温肺化痰。因表证已解,故去麻黄;虽用五味子与筠姜、细辛成仲景化痰定式(姜辛味),但因防其敛邪,仅用五味子1.2g,显出医律之细。

■朱小弟,生甫两月,禀赋单薄。因感风寒而病,身热咳嗽，不思乳食，多啼。医以清热解表之剂，热不退，发惊惕。又复以追风清热镇惊等法以治之，竟沉迷不乳，体若燔炭，自汗肢冷，咳嗽喘挣不已，痰声辘辘，时作角弓抽掣，奄奄一息。后延余诊之，指纹青黑透关，面唇均含青象，舌白而腻。此为风寒误治引邪入于阴分，阳不胜阴，虚阳浮越于外，法当扶阳驱寒。

附片 20g，炮姜 6g，京半夏 6g，北辛 2g，生麻茸 2g，茯苓 10g，甘草 3g。

频频喂服，1 剂尽，汗出，热退其半，已不发惊抽掣，喘咳减，始能吮乳。再剂病退七八。去麻、辛，又服 2 剂后，诸症悉除。

此外，本方还可用治耳痛：少阳相火热力不足，受寒而致耳痛，疼痛波及耳前耳后，兼见畏寒发热、苔白滑、不渴饮。予本方温经解表，表证解后，若耳道出脓，予白通汤加肉桂治之。

腮腺炎：轻者用小柴胡汤加夏枯草治疗，但因少阴受寒而肿者多见，用麻黄附子细辛汤治之。（《著名中医学家吴佩衡诞辰 100 周年纪念专辑》）

"虽然阴阳之实据，未易明也，阳极似阴，阴极似阳，未易辨也；将寒作热，将热作寒，虚虚实实，杀人而不悟者，比比然也。故余于此尝三致意焉。"（《医验一得录》）

四、突出扶阳，推崇四逆辈

作为火神名家，吴佩衡在研究《伤寒论》的同时，已经掌握了火神派的精髓，"凡治疗三阴虚寒证，必以扶阳为贵"。典型如 1924 年在其第一篇论著《医验一得录》中即提出："人之所患，常在阳虚；治疗之方，扶阳为准。近世人进化，身多脆薄，阳虚者十常八九……故于生生之至理，及 10 余年读书及临证经验之所得，凡遇阳虚不惮用姜附，且以人身脆薄，药必胜病之故，分两稍微加重，岂有他哉！"由是他在阐释《伤寒论》时，注重突出扶阳理念，极力推重附子和四逆辈，主要表现在三个方面。

其一，在有证无方的条文所推荐的方剂中，提到最多者即为四逆辈。

其二，某些条文病重药轻，提出改进方药，以附子类温药为多。

其三，对诸多阳证条文及其用药提出质疑，主要是警惕条文中所谓阳证有可能是假热，"有名为三阳，却非三阳……但其人舌无苔而润，口不渴者，即不按三阳法治之，专主回阳"（郑钦安语）。

以上三点，《吴佩衡伤寒论讲义》中的例证比比皆是，在经方基础上大大丰富了火神派内涵，堪为后世医家思考与学习。下面特举例说明。原书中吴佩衡对《伤寒论》条款的"解释"，简称为"吴解"，"按语"简称为"吴按"，引文均出自《吴佩衡伤寒论讲义》一书。

原文76条：发汗后，药不得入口为逆。若更发汗，必吐下不止。

吴按：发汗后，已发生病变，医者不知，更误发其汗，大伤中风。由于胃虚阳败，致吐下不止，已成真阳将脱之候。此证原文并未立方，究应以何方挽救为宜？编者认为，既见吐下不止，虚寒已极之证，应以本论茯苓四逆汤加砂仁、半夏、公丁香主之，较为对证。

按：此条文有证无方，吴氏补出方药为四逆辈，以下多类此情况。

原文86条：衄家，不可发汗，汗出必额上陷，脉急紧，直视不能眴，不得眠。

吴解：这些症状，实有真阳将脱之势。编者根据理论并结合实际，提出本证治疗应以四逆汤（干姜易黑姜）加黑荆芥、炒侧柏叶（炒黑存性）、血余炭（烧灰成性）、大枣（烧黑存性）扶阳收纳，引血归经，使阴阳平衡，气血调和，则素患鼻血之证即可痊愈。如用滋阴、凉血、清血、清火止血法，不但无效，抑且使病增剧。

原文 87 条：亡血家，不可发汗，发汗则寒栗而振。

吴解：既亡血过多，即属于阳气大虚之候，故切不可发汗，应与四逆汤加当归补血汤大剂连进，使其阳生阴长，气旺则血生……切勿加一切凉血清热之品，以免影响疗效。

原文 98 条：病人有寒，复发汗，胃中冷，必吐蛔。

吴解：此证原文仍未立方，特补方如下，俾学者在临床上便于掌握治疗。

附片一至二两　干姜五钱至一两　使君子仁三钱　花椒三钱（炒去汗）肉桂三钱　石榴皮二钱　甘草二钱。或兼吞服乌梅丸。

原文 273 条：太阴之为病，腹满而吐，食不下，自利益甚，时腹自痛。若下之，必胸下结硬。

吴按：本病在误下以前，应以理中汤或加附子较为对证。倘误下后，更加胸下结硬者，自属病益增剧，势必腹满痛尤甚，有如《金匮要略》内载之大建中汤证。但大建中汤有参无附，对此证实不相符，应以四逆汤加丁香、肉桂、苍术、茯苓主之。

原文 340 条：病者手足厥冷，言我不结胸，小腹满，按之痛者，此冷结在膀胱关元也。

吴按：本证原文无治法，既属肾阳衰弱，冷气结于下焦之证，亟应灸关元五至七壮，并以扶阳温寒之四逆汤加公丁香、肉桂、吴茱萸主之，则较为对证，特提供参究。

原文 358 条：伤寒四五日，腹中痛，若转气下趋少腹者，此欲自利也。"

吴按：本证原文无方，编者根据实践经验认为厥阴病土湿木郁之腹中痛，如脉沉迟或沉弦而紧，舌苔白滑，不渴饮者，应以四逆汤加吴茱萸、桂枝；若转气下趋少腹，如雷鸣欲作利者，再加苍术、茯苓，其效显著。

又如原文 177 条：伤寒脉结代，心动悸，炙甘草汤主之。

吴按：原方治脉结代而有心脏病，症见心中慌跳动悸之轻证，可能奏效。如病势较重，属于心肾之阴阳两虚，即应以补坎益离丹（附片一至四两，肉桂心三至八钱，海蛤粉二至五钱，生姜五钱至二两，元肉五钱至一两，炙甘草三至八钱），或茯苓四逆汤，又或四逆猪胆汁汤大补心肾之阴阳，始能俾上下交通，水火既济。

《濒湖脉学》又云："结脉缓而时一止，独阴偏盛欲亡阳……代脉都因元气衰，腹痛泄痢下元亏。"即可证明以阴药较多之炙甘草汤治结代脉之证，实不足以温肾扶阳。如病轻者服之，或有小效；若病较重者，不特无效，反而致重。

按：近代辽宁名医刘冕堂亦认为："按他经亦有此症（脉结代，心动悸），是阳分大虚，虚极生寒，非姜附辛热不为功。若用此药（炙甘草汤），是速其死也。"（《刘冕堂医学精粹》）

本条文提示病重药轻，另外推荐扶阳方药，以下条文多类此。

原文 23 条：太阳病，得之八九日，如疟状，发热恶寒，热多寒少，其人不呕，清便欲自可，一日二三度发，脉微缓者，为欲愈也；脉微而恶寒者，此阴阳俱虚，不可更发汗、更下、更吐也；面色反有热色者，未欲解也，以其不能得小汗出，身必痒，宜桂枝麻黄各半汤。

吴按：第二段，病人脉既微而恶寒，表邪已陷入少阴，已成为太阳、少阴表里之阳俱虚之证，急应与桂枝附子或四逆汤少佐麻辛以扶阳解表。

第三段，面色反有热色，身痒，应兼见寒热如疟，头身尚痛，脉浮而兼紧象，才能与此桂麻各半汤。否则如仅面现热色，身痒而脉微弱者，则属于虚阳外越之证，此方又当慎用，亟应与通脉四逆回阳收纳为宜。

原文356条：伤寒，厥而心下悸，宜先治水，当服茯苓甘草汤，却治其厥。不尔，水渍入胃，必作利也。

吴按：本方治阳虚水停心下而成手足厥冷，心下悸动之证，似嫌药力薄弱，故不能两全其美。编者以为与其先治其水，再治其厥，不如于本方中加附子扶阳温肾，则效力较捷。因加附子之后，既可温化寒水，并能兼收治厥之效，则厥、悸之症可能一剂而愈，且绝不至作利矣。

原文309条：少阴病，吐利，手足逆冷，烦躁欲死者，吴茱萸汤主之。

吴按：本证吐利交作，手足逆冷，烦躁欲死，阴阳将绝之际，以吴茱萸汤主之，能否治愈，尚难臆断。如服后效果不大，编者经验，应于本方中加附子，或以四逆人参汤加吴茱萸、公丁香，甚则通脉四逆加猪胆汁汤温中逐寒，大补阴阳之气，以交心肾。在此千钧一发之际，如不用起死回生之法，实难以挽颓绝也。

原文117条：烧针令其汗，针处被寒，核起而赤者，必发奔豚。气从少腹上冲心者，灸其核上各一壮，与桂枝加桂汤，更加桂二两也。

吴按：桂枝加桂汤治本条烧针强令其汗而发奔豚一证，在病势轻者，可能生效，若加为肉桂，则较桂枝力厚，尤能强心主之阳而化奔豚之气。如病势较重，心胸痛而彻背者，不特加肉桂，还须加附子强心温肾水之寒，其效尤显；或用桂枝加桂去芍药加附子汤，或用四逆汤加肉桂、公丁香、吴茱萸，更为有效。

原文 79 条：伤寒下后，心烦，腹满，卧起不安者，栀子厚朴汤主之。

吴按：伤寒一证，每有误下之后，大伤脾胃心肾之阳，无力镇摄僭上之阴，以致浊阴之气上逆之变证，邪阴扰乱心胸而生烦，壅塞腹中而为满，邪正相争，正不胜邪，故起卧不安。如舌苔白滑，不渴饮，虽渴而喜热饮不多，恶寒无神，脉沉弱者，又当以四逆汤加肉桂、白蔻、砂仁、半夏温中健脾，扶阳抑阴，其病自愈，而栀子厚朴汤绝不可用也。"

原文 307 条：少阴病，二三日至四五日，腹痛，小便不利，下利不止，便脓血者，桃花汤主之。

吴解：少阴病，二三日至四五日，脾肾之阳尤虚，水寒土湿，肝郁脾陷，致腹中痛；阳不足以蒸发膀胱化气行水，故小便不利；寒湿流注，土虚无力制水，脾肾不固，而成虚寒滑脱，下脓血不止之证，仍以桃花汤主之。如其人体质过虚，食少无神，服此方后效果不大，病情减轻不多，可酌加附子、砂仁扶阳健胃为妙。

原文 159 条：伤寒服汤药，下利不止，心下痞硬，服泻心汤已，复以他药下之，利不止，医以理中与之，利益甚。理中者，理中焦，此利在下焦，赤石脂禹余粮汤主之。复不止者，当利其小便。

吴按：本证因被误下，已造成下利不止之寒痞，医者忽而泻心，忽而又下之，忽而理中，忽而补土涩肠，忽而当利小便，似此以药试病，患者何能当之？

即以本证而论，如体质较弱者，经过一系列的误治，早已下利不止而衰脱矣，安能等待利其小便而愈哉？故仲景特提出本条以引起医者在临床辨证时之注意。编者认为，患者在服汤药误下后，下利不止，心下痞硬，如兼见口中和、心中不热烦或纵然口燥咽干，但不渴饮而精神缺乏者，即应扶阳温固，燥湿利水，以四逆苓桂术甘汤主之，绝不致酿成以后之变证。如再继续以药试病，直到利其小便而利仍不止时，已成为虚寒已极之候，急宜以附桂理中汤或白通、四逆等汤主之，肉桂、茯苓、白术亦可酌情加入，即可收到止利补救之效。

再如原文154条：心下痞，按之濡，其脉关上浮者，大黄黄连泻心汤主之。

吴按：本条除原有脉证外，如兼见口中和、舌苔白滑、心内不烦热、不喜饮清凉，或渴喜热饮不多、嗜卧无神、脉浮而不数者，又属于心肾阳虚，阴寒之气凝聚心下之寒痞，大黄黄连泻心汤绝不可用，又当以白通汤加肉桂扶心肾之阳，而抑凝结之阴，庶可免误治变证。

按：对此条文阳证及其用药提出质疑，警惕所谓阳证有可能是假热，"即不按三阳法治之，专主回阳"（郑钦安语）。以下条文类似于此。

原文310条：少阴病，下利，咽痛，胸满，心烦，猪肤汤主之。

吴按：根据临床实践，既属下焦虚寒，相火上浮，水寒土湿，升降不利之证，如舌白润不渴饮者，即应以四逆汤加桔梗、肉桂温肾扶阳，引火归原；如心中烦热，可稍加黄连。屡治屡效。

原文155条：心下痞，而复恶寒、汗出者，附子泻心汤主之。

吴按：本条仅以"心下痞，而复恶寒、汗出"，并无其他热象表现，则用附子泻心汤，亦当考虑。如反兼见口中和，舌苔白润，心内无热烦，不渴饮，即渴而喜热饮不多，精神疲乏，脉浮虚或沉弱无力者，又属于阳虚，浊阴之气上逆，凝聚心下而成之寒痞，附子泻心汤绝不可用。因本方虽有附子温水固阳，但不能敌三黄大苦寒之性，故本方不但不能消寒痞而反使病势加剧，甚或促其危亡。根据编者经验，凡遇此种寒痞之证，即以四逆汤加肉桂、茯苓、砂仁治之，无不疗效显著。

原文158条：伤寒中风，医反下之，其人下利，日数十行，谷不化，腹中雷鸣，心下痞硬而满，干呕，心烦不得安。医见心下痞，谓病不尽，复下之，其痞益甚。此非结热，但以胃中虚，客气上逆，故使硬也，甘草泻心汤主之。

吴按：本条是因太阳表证一再误下，酿成严重的痞证。根据所见症状，毫无热象足征，如以心烦不得安，结合其他多数寒证病情，认为是寒热互结之痞，则原文已明白指出"此非结热，但以胃中虚，客气上逆，故使硬也"。既非结热，必为寒结，胃中既虚，则上逆之客气可以肯定为阴寒之水气凝结所致。盖痞属虚证，故按之心下濡者为多；因有水气，才能结硬；既为寒结，实属于浊阴水气凝结心下之寒痞。在治疗上，亟应扶阳抑阴，温中降逆以行水，而反用性味苦寒之芩、连以泻火，则愈寒其胃而伤其阳，虽有干姜、半夏、大枣、甘草温中降逆，补脾健胃，但不敌芩、连之苦寒，反而减低温中健胃之力。因此，本证用本方实难奏效，还可能促使其病势转危，挽之莫及。根据编者经验，每遇此证，绝不敢试用上方，即以四逆汤加肉桂、公丁香、半夏、砂仁、茯苓扶阳抑阴，温中健胃。如见口干、心烦不安、喜饮清凉不多者，则以茯苓四逆汤加猪胆汁大补阴阳之气，曾屡试屡效，特提供参考。

原文 315 条：少阴病，下利，脉微者，与白通汤。利不止，厥逆无脉，干呕，烦者，白通加猪胆汁汤主之。服汤，脉暴出者死，微续者生。

吴按：白通汤除少阴病下利外，凡寒伏少阴，阴盛格阳于上，症见头脑昏痛、面赤无神、午后夜间发热而不渴饮；又如寒邪内伏，清阳不升，浊阴不降，症见涕清不止、喷嚏时作、恶寒头昏、精神缺乏；又如鼻阻已久，涕清或涕稠，不闻香臭；又如久患夜疟，寒多热少，屡治不愈，精神疲惫；又如失眠已久，或眠少梦多，头昏无神；又如久患目疾，目光昏瞀，或迎风流泪，或阴翳雾障等，皆能治之。

白通加猪胆汁汤之作用，凡寒入少阴，屡治无效，致阴盛格阳，上热下寒，症见发热不退，晨轻暮重，或日轻夜重，唇焦舌燥，或舌黑生刺，食物不进而渴饮，或喜冷饮一二口，多则心内不受，沉迷倦卧，身重无神。此证如服寒凉之药，下咽立毙；若服温热之剂，亦不免于死。惟有此方互用，调燮阴阳，始克有济。缘心肾之阴阳两虚，服后则阴阳调和，心肾相交，水火既济，汗出热退，津液满口，犹枯木逢春，实有起死回生之效。余已屡治屡愈，特提供参考。

按：此条文对寒伏少阴，阴盛于上之白通汤证及阴盛格阳于上之白通加猪胆汁汤之作用做了具体描述，值得借鉴。

第二节 善用峻药，推崇攻邪

一、用药峻重，推崇"十大主帅"

张景岳曾以人参、熟地、附子、大黄比喻为"药中四维"，推人参、熟地为良相，附子、大黄为良将，颇有见地。但其用药，则多重相而轻将，用药不离熟地。吴佩衡则擅于用将，常用附子、大黄起死回生，特色鲜明。他以擅用附子著称，扩大来说，他擅用以附子为代表的峻重之药，这是其一个基本风格。这有两点含义：其一，"峻"指擅用峻烈有毒的药物，如附子、大黄等；其二，"重"指剂量超重，"破格"超过常规。合而言之，即用药峻重。这两点，正是吴氏突出之处。

"病至危笃之时，处方用药非大剂不能奏效。若病重药轻，犹兵不胜敌，不能克服……只要诊断确切，处方对证，药量充足，即能克敌制胜，转危为安。古有'病大药大，病毒药毒'之说，故面临危重证候勿须畏惧药毒而改投以轻剂。否则杯水车薪，敷衍塞责，贻误病机则危殆难挽矣。"（《吴佩衡医案》）

在《医药简述》中，吴佩衡对附子、干姜、肉桂、桂枝、麻黄、细辛、石膏、大黄、芒硝、黄连 10 味药品的性味、功效详予阐述，认为"此 10 味药品，余暂以十大主帅名之，是形容其作用之大也""据余数十年经验，如能掌握其性能，与其他药物配伍得当……不但治一般常见病效若桴鼓，而且治大多数疑难重症及顽固沉疴亦无不应手奏效"。考"十大主帅"诸药，有温热之附子、干姜、肉桂、细辛，解表之麻黄、桂枝，清凉之石膏、黄连，攻下之大黄、芒硝，均为经方常用主药。临证善用附子、干姜、肉桂等以扶阳，每用石膏、大黄、芒硝、黄连以泻火驱邪，集寒热两类药物中之攻坚祛邪峻品，形成十分鲜明的重攻风格。

有学者对吴氏这一点大加赞赏："有非常之医而后可使非常之药，有非常之药而后可疗非常之病。欲救危笃于涂炭、解疾苦于倒悬者，多藉峻猛之剂。在吴氏手中，姜、附、麻、桂为消冰融雪，迎万物回春之丽照；石膏、硝黄乃沃焦救焚，滋万物于枯槁之甘露。并认为四逆、承气为先后天并重之方，能起死回生应用无穷。因而诸阳之不足皆可赖姜、附、肉桂扶阳抑阴，益火之源以消阴翳，补少火而生气；诸热之伤阴则可求硝、黄、石膏扶阴抑阳，壮水之主以制阳光，即泻壮火以免食气。可见阴证阳证无论微甚，均可于'十大主帅'中求之。但能熟谙中药十大主帅，巧以配伍，则诸病几能迎治而勿多他求。"［李继贵.论吴佩衡中药十大主帅的立论基础.云南中医学院学报，1993（1）：7-10］

在《吴佩衡医案》总计89案中，除4案外，其余各案均投用了"十大主帅"之品。可以看出，十大主帅乃集寒热两类药物中之攻坚祛邪峻品，以之为主组成的麻黄剂、四逆辈，以及白虎、承气诸汤则是阴阳二证之猛剂。吴氏临床多藉姜附、硝黄等峻药，"灵活运用，加减化裁，东挡西杀，南征北剿，而收战无不胜、攻无不克之效"（《医药简述》），显出大家风范。这一点与郑钦安颇为相似，后者认为"附子、大黄，诚阴阳二症之大柱脚也"（《医理真传·卷二》）。

尤可钦者，孕妇患阴证，亦用附子，且量重惊人。

■孕妇哮喘案

郑某，25岁。慢性哮喘病已14年，现身孕4月余。症见咳嗽短气而喘，痰多色白，咽喉不利，时发喘息哮鸣。面色淡而少华，目眶、口唇含青乌色。胸中闷胀，少气懒言，咳声低弱，咳时则由胸部牵引小腹作痛。舌苔白滑厚腻，舌质含青色，脉现弦滑，沉取则弱而无力。判为风寒伏于肺胃，久咳肺肾气虚，阳不足以运行，寒湿痰饮阻遏而成是证。法当开提表寒，补肾纳气，温化痰湿，方用小青龙汤加附片，附片开手即用100g。2剂后，咳喘各症均减。继用四逆、二陈合方加麻、辛、桂，附片加至200g，服后喘咳皆减轻。共服30余剂，哮喘咳嗽日渐平息而痊愈。身孕无恙，至足月顺产一子。

原按：昔有谓妇人身孕，乌、附、半夏皆所禁用，其实不然。盖乌、附、半夏，生者具有毒性，固不能服，只要炮制煎煮得法，去除毒性，因病施用，孕妇服之亦无妨碍。妇人怀孕，身为疾病所缠……务使邪去而正安，此实为安胎、固胎之要义。《内经》云："妇人重身，毒之何如……有故无殒，亦无殒也。"此乃有是病而用是药，所谓有病则病当之，故孕妇无殒，胎亦无殒也。

二、推崇攻邪，放胆用峻猛之剂

吴氏崇尚仲景，治病首重祛邪，赞同"毒药攻邪，是回生妙手，后人立补等法，是模棱巧术"（陈修园语），认为祛邪即是扶正，攘外即所以安内，故所论中药"十大主帅"均为攻坚摧固之品。"攻之即所以补之"，乃吴氏恪守的法则。

"当少火之气衰，寒从内生或寒邪直中三阴，戕伐阳气时则重在温扶阳气，资四逆辈助少火生气，寒散阳复便是益气。此所谓举凶器必杀，杀所以生之之理，故多藉姜、附、硝、黄而少假参、芪、归、地，此深一层补法，非深究药物气化之道弗可为。

故中药十大主帅不特为定国之良将，亦是安邦之贤臣也。"［李继贵.论吴佩衡中药十大主帅的立论基础.云南中医学院学报，1993（1）：7-10］

吴佩衡说："病之当服，乌、附、硝、黄皆能起死回生；病不当服，参、芪、归、地亦可随便误人。"因此，临床遇邪气突出之证，即使是有虚弱表现，也不惜"放胆用此峻猛之剂"。请看例案：

■肝硬化腹水案

胡某，男，53岁。因肝硬化腹水住某医院，邀吴氏会诊。腹部鼓胀膨隆，肝脏肿大，触之稍硬，小腹坠胀，小便短少，饮食不进。脉缓弱，舌苔白滑，舌质含青色。此系寒湿内停，肝气郁结而致肝脏肿大；肺肾气虚，不能行通调水道、化气利水之职，寒水内停而成腹水鼓胀。法当温中扶阳，化气逐水，拟四逆五苓散加减主之。

附片80g，干姜30g，上肉桂8g（研末，泡水兑入），败酱15g，猪苓15g，茯苓30g，甘草10g。

同时以大戟、芫花、甘遂各等量，研末和匀（即十枣汤粉剂），日服6～10g。服后次日，每日畅泻稀水大便数次，腹水大减，精神稍欠。继服上方。

二诊：腹水已消去一半多，体重减轻10 kg。再照上方加减与服之。

附片80g，干姜40g，川椒6g（炒去汗），上肉桂10g（研末，泡水兑入），吴茱萸10g，茯苓30g，苍术15g，公丁香5g。

如前法再服十枣汤粉剂2日。

三诊：服药后，又水泻10多次，吐一二次，腹水消去十分之八，体重又减轻5 kg。面色已转为红润，精神不减，舌苔退，舌质亦转红活。再经调理 10 余剂后，腹水、肝肿全消，食量增加，即告痊愈。

原按：寒水内停为病之标，脾肾阳衰为病之本。标实本虚治以攻补相兼之法，皆相得宜。所治之法一如离照当空，一如凿渠引水，寒水坚冰何得不去焉！如不放胆用此峻猛之剂，姑息养奸，于此危证终不免肿胀癃闭，衰竭而逝。

按：本例在投以四逆五苓散的同时，加用了十枣汤粉剂，攻补相兼，"一如离照当空，一如凿渠引水""放胆用此峻猛之剂"，胆识兼备。

黄煌教授评价本例："有胆有识，有法有方，不愧为现代经方大家。"

■胸痹心痛案

杨某之妻，32 岁。于 1939 年冬，患寒水凌心，胸痹心痛，甚则彻背彻心，经某西医诊治，无效尤重，且断言无救，延余诊视。唇舌淡白，脉来一息两至，形消神惫，水浆不进，气息奄奄，呻吟不已，据云曾昏厥两次。如是险象，危在旦夕，仍照中医的旧理论，判断病源，配合特效方剂，扶阳抑阴，以仲景之乌头赤石脂汤大剂连进，更佐以巴豆霜一钱，使排泻寒水由二便而退，1 剂后即畅泻数次，病退七八，继以扶阳辅正，3 剂全瘳。（"驳冯友兰论中西医药"）

按：本例胸痹心痛，形消神惫，气息奄奄，昏厥两次，脉来一息两至，似显虚象，俗医难免用补。吴氏则着眼于阴寒固结，选用乌头赤石脂汤大剂连进，药皆祛寒峻品如乌头、椒姜类，不夹一味补药，尤其"更佐以巴豆霜一钱"排泻寒水，致畅泻数次，病退七八，显现尚攻胆识。

三、对待滋补需审慎

与重视祛邪相应，吴氏对滋补法非常谨慎。他说："药物是纠人阴阳之偏，不似水谷之益人。若认为药物滋补可以长生，多是误人入歧途。因阴阳以平为期，《内经》所言'阴平阳秘，精神乃治'，一语道破天机。故吾为人治病，只求医得患者能食能寐即停药。盖水谷常食人多寿，参茸多食人常夭。何况求医之人，平民为多，岂能有常服参茸之经济能力？当时时以此为记，则虽医术不高亦不致害人害己。"（《著名中医学家吴佩衡诞辰100周年纪念专辑》）

按："水谷常食人多寿，参茸多食人常夭"，堪称吴氏名言。"只求医得患者能食能寐即停药"，不再予以滋补，则为其善后处理的重要原则，俱显独到之处。

吴氏很少假借参、芪、地、归类补品，"熟地、贝母使用较少。吴老常说，过早用贝母，使痰伏于肺内，咳嗽反日久不愈"。治肝病坚持"不滋不补"，认定"疏肝理气"之立论。（《著名中医学家吴佩衡诞辰100周年纪念专辑》）

有案为证。

■张某次子，生甫1岁，住会理县鹿厂街。1914年3月，患小儿惊风证，病颇危笃，三日来抽搐不已。余诊视之，指纹青黑透达三关，脉沉细而弱，舌苔白滑，面唇青黯，闭目沉迷不省，时而手足拘挛抽掣，乳食不进，夜间发热，大便泄泻绿色稀粪。询及病由，患儿始因受寒感冒起病，初有发热咳嗽，大便溏泻。某医以清热解表药2剂，服后白昼身热见退，夜晚又复发热，咳、泻未止。继又拟消食清热药2剂，服后病不减，忽而风动抽搐。该医以为肝经风热，又以平肝驱风镇惊药2剂，病情反趋沉重而成是状。时病已 10 余日，按脉证病情诊察，良由小儿气血未充，脏腑娇嫩，不耐克伐。风寒初起，只须轻宣透表，其病当愈。乃误以清热之剂，又复以消食、平肝、驱风等法，元阳受损，正不胜邪，遂致寒痰内壅而成三阴虚寒之慢惊风证。病势已危重，若辞不治，实非我医者应尽之责，力主逐寒荡惊汤挽救之。

上肉桂 6g（研末，泡水兑入），公丁香 3g，炮姜 10g，白胡椒 3g（捣），灶心土 130g（烧红淬水，澄清后以水煎药）。

上方喂服 2 次，稍顷呕吐涎痰一小盏，风状略减，抽搐较轻，两眼已睁，目珠已能转动寻视。再喂 1 次，又吐涎痰盏许，风状已定，抽搐不再发作，咳嗽亦平，夜晚已不再发热。患儿父母见病已恢复，甚为欣慰，但见其子体质羸弱，认为宜培补脾胃，自拟理中地黄汤 1 剂喂服，殊料移时风动抽搐又起。余往视之，询问缘由，方知患儿大病虽有转机，然寒痰邪阴尚未逐尽，滋补过早，固必增邪，且有碍于阴邪外祛，寒痰内阻遂致慢风复作。病家始知误施补剂亦有弊端。余仍以逐寒荡惊汤并加附片 15g，服后又吐涎痰盏许，畅泻酱黑色稀便 2 次，抽搐平息，且能吮乳，并闻啼声。照原方去胡椒、公丁香，加砂仁 6g，甘草 6g，附片增至 30g，煎汤频频喂服。2 剂尽，诸症痊愈。

危急拯救，不靠人参。 吴佩衡专门撰文"人参杀人甚于盗贼"，论述慎用人参的道理："徐灵胎曰：'天下之害人者，杀其身未必破其家，破其家未必杀其身。先破人之家，而后杀其身者，人参也。'……今有医生入门，诊视病人，不究病之当服与不当服，一见病人之精神缺乏，入手即开人参……服后反增剧或促其速亡，则人财两空……

仲景一切回阳方中，如四逆汤、通脉四逆汤、干姜附子汤、白通汤，绝不加此阴柔之品，反缓姜附之功，不能回阳。凡风寒咳嗽，头疼体痛，发热恶寒，气喘痰鸣，腰腹疼痛，胸痹心痛，肿胀癃闭及一切阴盛阳衰等症误服诸参，不但无效而反增剧。故谚云'人参杀人无过'，良有以也。奉劝病家，切勿以人参、洋参、丽参、花旗参等奉为回阳补气之至宝，遇病服之，诚有损无益。惟病后调养，或无病常服，尚可增进健康尔。"（《中医病理学》）

吴氏还说过一句警语："危急拯救，不靠人参。此一句，为病家之脑后一针也。"（《伤寒与瘟疫之分辨》）

查阅他的医案，在危急症的治疗中，附子用得很多，人参确实用得很少。

吴氏常说："我吴佩衡的医，是铁打成的。"所谓"铁打成的"就是"过得硬"的意思，充满着自信。这并非自夸，是以其善用峻药救治疑难重证，起死回生，所显示出的丰富经验和过硬功夫。（《著名中医学家吴佩衡诞辰100周年纪念专辑》）

毋庸讳言，医界存在一种习俗，即拈轻怕重，处方只尚平和，讲究所谓轻灵轻清，不敢也不会投用峻药，不求有功，但求无过，明哲保身。处方轻描淡写，避重就经，叶天士所谓"借和平以藏拙"，甚至托名"王道"，说到底是缺乏胆识，也是不负责任的表现，误人在所难免，前贤曾给予尖锐的批评。

清代吴天士就有"戒托名王道"之训："有人不知'王道'二字之解，但以药性和平，轻微无力者推为王道。此所谓的王道，医人可不担心，病家也无所疑畏，旁人亦无可指责，但却是病人之鬼道，为医者实当痛戒！……或惟恐药性与症不对，会致服之不安，招人訾责，遂将气味厚重者尽同毒草，一概删除不用。惟选极轻淡清降之百合、二冬、二母、扁豆等。初莫不谓和

平无害，而不知其大害存矣，终至养瘿为患，使病轻者重，重者死，此不杀之杀深于杀也。"（《兰丛十戒》）

按： 所谓的王道，"但以药性和平，轻微无力者推为王道"，不知"却是病人之鬼道""此不杀之杀深于杀也"。说得何等深刻。

《上池杂说》："药笼中物，何所不可用？贵当病情耳。今医工见药味平缓者，肆意增损，呼为医中王道，人亦利其无患而药就之。若稍涉性气猛利之药，则束手不敢用；稍用之人争指为狼虎不之近。噫！工师断木，尚取斧斤之利者，于用药则取其钝而舍其利，何哉？以此知不敢用猛烈之药，皆不深脉理，不明病情者也。"

按： "工师断木，尚取斧斤之利者，于用药则取其钝而舍其利，何哉？以此知不敢用猛烈之药，皆不深脉理，不明病情者也。"此语对那些避重就轻，"呼为医中王道"者，可谓痛加针砭。

清代王三尊说："吾观今之医人，见解不透，恐瞑眩之剂用之不当，立刻取咎，姑取中平药数十种，俗号为'果子药'，加以世法滥竽众医之中，病之浅而将退者，适凑其效，不知此病不服药亦痊。若病之深者，适足养虎贻患也。"（《医权初编》）

按： 这种只会用"果子药"的医家与擅用峻药的医家相比，自有高下之分。

《对山医话》："今医者，苦于脉理难凭，乃竟尽弃不究。惟学写医案，作门面语，论证则以活脱为能，用药惟以和平为贵，自谓胜于偏执好奇、孟浪自喜者。不知用药如用兵，贵乎神速，若迟疑不进，使邪势蔓延，必至救援不及，致危殆而后已……若和平之剂，人即知其未必效，亦取其无害而就之。岂知因循两字，误人不浅，在寻常之症，弗药亦愈；若生死关头，其可须臾耽待乎？"

按：那些惟学"作门面语""用药惟以和平为贵"的医者，"误人不浅，在寻常之症，弗药亦愈；若生死关头，其可须臾耽待乎？"

即使以用药轻灵著称的温病大家丁甘仁也说过："用药如用兵，匪势凶猛，非勇悍之将，安能立敌之？"（《丁甘仁医案》）

清初大学者顾炎武先生不仅提出了"天下兴亡，匹夫有责"这句口号，对庸医害人也有着深刻的认识："古之时庸医杀人，今之时庸医不杀人亦不活人，使其人在不死不活之间，其病日深而卒至于死……今之用药者，大抵泛杂而均停，既见之不明，而又治之不勇，病所以不能愈也。"

按：所谓用药"泛杂而均停"，即指用药泛泛，只求平和；"治之不勇"，则指没有胆识，不敢使用峻药，遑论附子了。至"使其人在不死不活之间"，正是"今之时庸医"之误人也。

第三节　辨证论治，不固守一法

一个临床大家，无论宗从于哪个学派，在倡导本派特色的同时，作为前提，都会坚持辨证论治的原则，这一点可以说是常识。因为辨证论治是中医最基本的原则，缺乎此则不成其为中医。没有哪个医家为了强调本派的学术特色，而置辨证论治原则于不顾，何况一个中医大家？郑钦安强调"用姜附亦必究其虚实，相其阴阳，观其神色，当凉则凉，当热则热"（《伤寒恒论·太阳少阴总论》），绝无滥用之迹。"究其虚实，相其阴阳，观其神色"三句，可以说是临床辨证的基本内容。

吴佩衡在倡行火神派的同时，同样坚持"不违背辨证论治之精神""不可固守一法以邀幸中""医者，苟执一法，鲜有不失且误也，识别阴阳为治病之定法，守约之功也。故治法贵在活泼圆通，宜求阴阳、表里、寒热、虚实之实据而消息之，则所失者寡矣"（《医验一得录》）。

按："治法贵在活泼圆通""苟执一法，鲜有不失且误也"，说的就是辨证论治原则。

某中医同道著有《附子万能论》一书，吴阅后很不以为然："怎么说附子万能？太绝对化了。若说'附子万能'，这无异于否定了中医的辨证论治，不符合客观实际。"所以他平时常言："若病重当用附片而小量使用，则杯水车薪，无济于事；若是遇到湿热病而妄用，则犹如火上加油，必然要发生治疗上的错误。"（《著名中医学家吴佩衡诞辰 100 周年纪念专辑》）

一位学生回忆：曾见吴师对一痢疾患者，开出芍药汤加酒军的处方，这是寒凉之剂。他对学生说："我并不是只会用附片，而是因为治疗各种疾病中，遇到虚寒重证，以附子为主治愈的多。阴寒、虚弱重证，非用附子不可。要是遇到热证，我同样用寒凉药。"（《著名中医学家吴佩衡诞辰 100 周年纪念专辑》）

也就是说，"当凉则凉，当热则热"，绝非"固守一法"，毫无疑问，体现的是辨证论治的精神。有一个案例颇能证明这一点。

■车某，女，18 岁，住会理县南街。1920 年 3 月，感瘟疫病邪，发病已二日，始则见发热而渴，恶热而不寒，头疼体痛，脉浮弦而数，唇赤面垢，舌白如积粉。病虽初起，但邪不在经，若发汗则既伤表气又易耗损津液，势必热邪愈炽。此乃瘟疫蟠踞膜原，有入里化燥伤津之势，宜输转使之达表而解，以达原饮加石膏主之。

槟榔 10g，厚朴 10g，草果 10g，知母 12g，杭芍 12g，黄芩 10g，甘草 6g，生石膏 15g（碎，布包）。

服 1 剂后，证情稍减，惟大便已三日燥结不通，于是续前方加大黄 12g。患者之父略知医理，认为该女素体虚弱，恐不能耐受寒下之剂，竟私自将大黄、石膏减去未用。隔日再诊，见舌苔转黄而燥，胃实胸满，拒按呼痛，烦渴饮冷，小便短赤，大便仍燥结，时发谵语。此系邪已入腑，燥热结滞，非清热泻下不能力挽危绝。即拟白虎加承气汤合方 1 剂。其父仍有难色，不敢与服。随后，患者忽鼻衄不止，色鲜红而量较多，稍顷衄血即凝而成块。病家另延中医彭某诊视，断为阳虚亡血之证，且谓如系热证，鼻衄流出之后，必不致凝结成块，主以四逆汤。病家疑虑，仍不敢与服。余据理解释：此乃邪热亢极灼阴之证，急宜大剂凉下以救真阴，缓则真阴灼尽，危殆难治。又告之，余素谙于用姜附者，尚不敢以温热之剂妄投。当此证情苦寒泻下犹恐不及，倘若误服温热之剂，犹如火上浇油，危亡立至。因余力主，病家始而信服。遂拟方清热凉下治之。

生石膏 60g（碎，布包），生大黄 30g（泡水兑入），枳实 20g（捣），厚朴 20g，芒硝 13g，知母 20g，生地 16g，甘草 6g。

上方日夜连进之后，鼻衄方止，神识转清，身热退去六七。次日照原方再服 1 剂，则二便通畅，脉静身凉。惟仍渴思冷饮，此系余热未净、津液未复所致，以生脉散加味，连服 3 剂。

沙参 30g，麦冬 13g，五味子 6g，当归 16g，生地 16g，杭芍 16g，石膏 16g，大黄 6g。

渴饮止，津液满口。其后减去石膏、大黄，连服 3 剂而瘥。

按：此案本是瘟疫燥热内结之证，吴用达原饮加石膏自是正治。因患者之父"认为该女素体虚弱，恐不能耐受寒下之剂，竟私自将大黄、石膏减去未用"，致使燥热未解反而加重。吴氏据证乃以白虎加承气汤合方再进，病家"仍不敢与服"，此时"余据理解释：此乃邪热亢极灼阴之证，急宜大剂凉下以救真阴，缓则真阴灼尽，危殆难治。又告之，余素谙于用姜附者，尚不敢以温热之剂妄投。"即便彭医"断为阳虚亡血之证……主以四逆汤"时，仍旧"因余力主，病家始而信服。"

整个案情显示，即以吴氏"素谙于用姜附者，尚不敢以温热之剂妄投"，表明他坚持辨证论治的立场，"当凉则凉，当热则热"，绝不"固守一法"。

第四节　治学主张"守约之道"

做学问、写文章是要讲究方法的，每一个名家在专业领域都是讲究方法论的。吴佩衡治学最突出的特点是主张"守约之道"。他曾说："盖凡一种学问，非寝馈其中数十年，断难知其精义之所在。""古今医理极而难穷，欲得一守约之道，实未易也。"他所谓的"守约之道"，就是博览约取、精益求精的意思。"医者，苟执一法，鲜有不失且误也，识别阴阳为治病之定法，守约之功也。故治法贵在活泼圆通，宜求阴阳、表里、寒热、虚实之实据而消息之，则所失者寡矣。"（《医验一得录》）

他常说："真传一张纸，假传万卷书。"勉励师生教学要抓住精髓，画龙点睛，不能忽视作为基础的"背功"，好文章、好歌括非背记不行。他主张学习《伤寒》，要"熟读六经提纲，记住重点条文 120 条"（《著名中医学家吴佩衡诞辰 100 周年纪念专辑》）。

　　这些都是他主张"守约之道"的具体表现，也是他学术上能够大有建树的成功之道，从中我们应该得到启迪。

第三章

火神派建树

　　吴佩衡最重要的临床特色，表现在擅用附子、四逆汤上，世誉"吴附子"即为明证，显示出鲜明的火神派风格。本章介绍吴氏关于火神派的学术观点和临床特色，这是其学术思想的核心和精华。从内容上讲，本章亦属"学术思想和临床特色"范畴，因其重要性，故单列一章论述。

第一节　崇尚火神派

一、早年即掌握火神派

　　吴佩衡在家乡会理县行医（1915～1922）期间，亦即到云南昆明行医（1922 年）之前，已经接受并掌握火神派学术思想，有足够的证据说明这一点。其时年龄 38 岁。

　　前面说过，吴佩衡与郑钦安是为蜀南同乡，郑氏在家乡以火神派饮誉遐迩。其著作刊行多次，据《全国中医图书联合目录》统计，郑氏三种医著在 1869 年至 1940 年的 70 年间曾多次刊印，共有 30 种版本流传于世。在清末刊行版本种类之多，刊行频率之高，除了经典医籍和普及医学的陈修园著作外，能如此流行和传播的医书实不多见。

作为同乡的吴佩衡当然可以捷足先购，进行学习和研究。"遇大病时每感束手，始到城内购得几本医书，随时翻阅，手不释卷，由浅入深，逐渐增进……继则又购得多种中医书阅读，废寝忘食，并多向有经验的前辈请教，于是对此道才走进康庄，渐入佳境矣。"（"父亲的简略生平"）

"更就唐以下诸书，暨明清诸大家吴又可、喻嘉言……郑钦安等大著，挈长舍短而参酌之，见识较扩。"（《医验一得录》）

按：在"购得多种中医书"中，即有"郑钦安等大著"。何况有记载表明，当年从四川奔赴云南，他是"身背着清代蜀南临邛大医家郑钦安的《医法圆通》和《医理真传》等中医著作，跋山涉水，终于于1922年5月抵达昆明"（《中华中医昆仑·吴佩衡卷》）。这都表明他已熟读郑钦安"大著"。

有一件事可以说明，他在会理县时已经熟练掌握火神派理念。1922年春季，"昆明患白喉、猩红热传染正厉。约半年之间，昆明人死亡人数约数万人之多，真骇人听闻。予到昆明时，此症已减少，是末期了，尚有少数病人迭服寒凉，愈治愈重者。延请诊视，病者则身热夜重，神昏谵语，唇焦舌燥而不渴饮，或喜热饮，脉来虚数或沉弱无力，病经10余日或20余日，奄奄待毙。即断为服寒凉过甚，寒极之下而成阴极似阳之症。则以白通、四逆汤为主，大剂连进，续则加减配伍，屡奏全功，于是医者全惊讶。"（"父亲的简略生平"）

按：看一看吴氏从"病者则身热夜重，神昏谵语，唇焦舌燥而不渴饮，或喜热饮，脉来虚数或沉弱无力""断为服寒凉过甚，寒极之下而成阴极似阳之症"。治"以白通、四逆汤为主，大剂连进"，结果"屡奏全功"。从辨证到用药，明显看出都是郑钦安理法套路。从"屡奏全功"来看，表明此时已能熟练应用火神派章法。其时吴氏刚到昆明，说明此前在会理县时，已经达到这种学术境界。

■甘某之子，3岁。1924年3月出麻疹，初时发热咳嗽，请某医诊治，服升提表散而佐清凉之药2剂后，麻疹隐隐现点，色象不鲜，发热已五六日，尚未出透。吴氏诊之，见其昏迷无神（少阴证但欲寐之病情）。发热已五六日，麻疹尚未出透，若再迁延，势必转危，即以白通汤一剂。

附片60g，干姜15g，葱白4茎（连须根）。

服后，疹已出透而色转红活；再剂疹渐灰，脉静身凉，食增神健，霍然而愈。

原按：体弱发迷无神，疹出性慢，色象不鲜，服白通汤一二剂，即能使疹子出齐，平安而愈。此种治法，在麻疹方书上虽不易见，但麻疹既不得发越外出而现阴盛阳衰之象，投以白通汤扶助心肾之阳，疗效甚速。倘再误施寒凉，则正愈虚而阳愈弱，无力托毒外出，反而内攻，必致衰脱。故无论痧麻痘疹，一旦病势沉重，务须体会《素问·阴阳应象大论》"治病必求其本"之精神，认真辨别阴阳，不可固守一法。症现阴象必须救阳，症现阳象必须救阴，方有挽回之望。

按：此案麻疹"既不得发越外出而现阴盛阳衰之象，投以白通汤扶助心肾之阳，疗效甚速"，症现阴象必须救阳，足以显现火神派理念。

他在1924年，即提出"阳虚者十常八九"的观点，而这正是火神派一大纲领："是以人之所患，常在阳虚，治疗之方，扶阳为准，近世人智进化，身多脆薄，阳虚者十常八九，设肆意寒凉，攻伐太过，其弊诚不可胜言也。"（《医验一得录》）

结论：最晚 38 岁（到昆明行医之前），吴氏已接受并熟练掌握郑氏学说。

二、崇尚郑钦安学说

吴佩衡对郑钦安学说十分推崇，完全是有意识的以郑钦安学说为导向，从理论到实践乃至教学一以贯之，有言论，有行动，更有医案为证。

他说："郑钦安先生的著作，是在实践中阐扬仲景医学的真理，其独到之处能发前人所未发。我认为在治疗疾病上很有价值，可以作为中医科学化的基本材料。"（《中华中医昆仑·吴佩衡卷》）

1962 年，他主政云南中医学院时，将《医理真传》和《医法圆通》作为教参资料翻印，在教学中推广。当时限于印刷条件，乃是组织几位擅长书法的老教师，用毛笔精心抄写，然后影印成书。

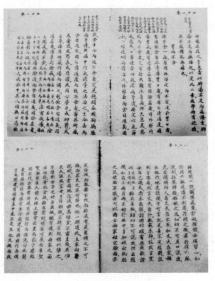

手抄并影印的《医法圆通》

他在著作中多次引述郑氏学说，如在"中药十大主帅"中论"附子"时，他大段引用了郑氏关于四逆汤一方的"按语"500 余字："按四逆汤一方，乃回阳救逆之主方。世多畏惧，由其不知仲景立方之意也。夫此方既列于寒入少阴，病见爪甲青黑、腹痛下利、大汗淋漓、身体畏寒、脉微欲绝、四肢逆冷之候，全是一团阴气为病，此际若不以四逆回阳救逆，一线之阳光即有欲绝之势。仲景于此，专主回阳以祛阴，是的确不易之法。细思此方，既能回阳救逆，则凡世之一切阳虚阴盛为病者，皆可服也，何必定要见以上病形，而始放胆用之……"

然后说道："观郑钦安先生此段按语，极为精辟，既指出一切阳虚阴盛之病皆可用此方，并说明当用而用之不早，则恐追之不及，其指导临床之意义颇大，切勿草草读过。"钦佩之情，溢于言表。

又如他说："医学一途，不难于用药，而难于识症；亦不难于识症，而难于识阴阳。在上有在上之阴阳实据，在中有在中之阴阳实据，在下有在下之阴阳实据。苟能洞达阴阳，见症确凿，症或阴阳表里，药则汗下温凉，中病则病

吴佩衡先生手书的医论

受，不中病则正气受，用之得当无不中病而立效，用之不当无不伤正而病增。"（《著名中医学家吴佩衡诞辰 100 周年纪念专辑》）见附图。

按：这段话很有意思，是将郑氏不同著作中的三段话，巧妙拼接在一起的：第一句出自《医理真传》郑氏"自序"第一段；第二句"在上有在上之……"，则出自《医法圆通》第一篇"用药弊端说"；第三句"苟能洞达阴阳……"，则化裁于《医法圆

通》卷四。总之，这段话融合了郑氏三处言论，却又自然连贯，表明吴氏对郑氏学说融会贯通之功。

当年在治好昆明市长之子的伤寒重症时，吴氏甚至还引用了郑钦安的一首诗：阴云四合日光微，转瞬真龙便欲飞。辛甘化阳离火现，何忧大地不春归。

既述阴盛格阳之理，且又表白心迹，说明他对郑氏之书用心之细。此外，郑氏所制潜阳丹也为吴氏所赏用，《吴佩衡医案》中有两例是用该方主治的，这些都说明吴佩衡与郑氏遥承之深。

还有一件小事也许更能说明问题。吴佩衡曾亲手将一部四卷本《医法圆通》赠送给三女婿顾恒章（本书作者顾树华之父），鼓励他精研钦安学术。根据吴生元教授的回忆，当时顾恒章经友人引荐欲投医门，经考察，吴佩衡对其人品及文笔功底颇为赞赏，遂纳为门生，专门送他一部自己最珍爱的四卷一套中医经典著作——古版《医法圆通》。顾恒章奋发学习，考取中医师资格，在万钟街存仁堂行医。

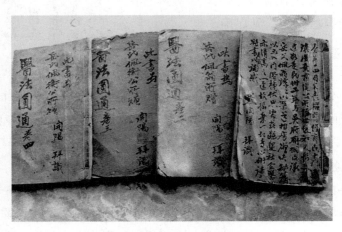

赠给女婿顾恒章的《医法圆通》

后顾恒章在书的封面上挥毫书写："民国三十二年与吴府联姻，承岳父佩翁谆谆以医道相嘱，赠夫秘笈以为入门阶梯，伏思处兹醒醍龊社会医亦清高之一途，故摒弃一切专心研读，特书卷首以志感。"

如今，这套当年由吴佩衡送给女婿的《医法圆通》，已经传送到顾恒章儿子顾树华手中，火神派祖孙三代薪火相传，在这里得到最直接的体现。顺便说一句，顾树华的儿子顾然现今正在北京中医药大学读研，这套《医法圆通》传到顾然手里，则是第四代矣。

三、开创云南火神派局面

火神派能在一个地方盛行，主要是有一个或几个著名医家身体力行，发挥影响带动作用。吴佩衡是云南的火神派代表性人物，当然在全国也是数一数二的火神派著名医家。民国年间，"吴附子"即已享誉医林。

近代中国，火神派较有影响，较为盛行的省份有 4 个，即四川、云南、上海、广东，都有名家在倡导力行。四川是火神派发源地，有郑钦安和诸多门人弟子如卢铸之、补晓岚、范中林、唐步祺等，盛行是自然的；上海有祝味菊（祝附子）、刘民叔（刘附子）、徐小圃等；广东有陈伯坛、黎庇留等。云南则主要因为吴佩衡倾力推行，"开创了我省大剂量使用附子的温阳学派"，乃至滇省四大名医李继昌、姚贞白、戴丽三，以及吴门后人、弟子大行其道，所谓"独步天雄，桃李成林"。其"独步天雄"——附子运用有独到之处；"桃李成林"——门下弟子众多，蔚然成风。（《著名中医学家吴佩衡诞辰 100 周年纪念专辑》）

在昆明，吴佩衡"通过细微地观察，一改所谓滇省地处云岭之南，风高物燥，凡病皆多温燥而少寒湿的传统认识，根据临床实际，敢于大胆应用姜附治疗而获良效""开创了我省大剂量使用附子的温阳学派"。请看当年一些老中医是如何认可这种局面的。道友杨继雄回忆："据我所知，吴老来昆明前，昆明医生使用附片是非常谨慎的，一般只用二三钱至四五钱，很少使用到一市两的。而吴老用附片，一般是一两以上……后来昆明的医生，对治疗阴寒病证一次一两以上的逐渐多起来了，而且取得很好的效果。这条路子是吴老闯出来的，不能不说是他的功绩。"王金城说："由于吴老的积极倡导，对后学的耐心培养，逐渐形成了我省以吴老为代表的经方学派，其核心就是温阳固本，以《伤寒论》仲景学术思想为主导并有创新的中医学派。"（《著名中医学家吴佩衡诞辰 100 周年纪念专辑》）

第二节　扶阳理法

为了说明吴佩衡的扶阳理法，我们先复习一下郑钦安的主要学术观点。

1. 阴阳为纲，判分万病

这是其最基本的学术观点。郑钦安"认证只分阴阳""功夫全在阴阳上打算"，提出的阴阳辨诀具有十分重要的临床意义。

2. 重视阳气，擅用附子

郑钦安重视阳气，强调扶阳，擅用附子，是火神派的核心理念。

3. 详辨阴证，尤精阴火

郑钦安对阴证的认识十分全面，对阴火的辨识尤其深刻，独具只眼，此为其学术思想最精华的部分。唐步祺先生称："郑氏所特别指出而为一般医家所忽略的，是阴气盛而真阳上浮之病。"此即指阴火而言。

4. 阴盛阳衰，阳常不足

阴盛阳衰是对群体发病趋势的认识，即阴证多发，阳证少见；阳常不足，阴常有余，是对个体阴阳变化的概括。二者结合，可以说是火神派对人群发病的病势观。这是决定其强调扶阳，擅用附子的前提。

这些观点前后呼应，一以贯之，形成一个独立的思想体系，作者称之为四大纲领。其中核心是重视阳气，擅用附子。(《火神——郑钦安》)

对照一下可以发现，吴佩衡的扶阳理念与上面所引四大纲领均十分切近。可以说，他是郑钦安最忠实的传承者。下面归纳吴佩衡的扶阳理法。

一、重视阳气，但扶真元

吴氏十分推重阳气，可以说是吴氏学术思想的核心。他认为阳气乃人身立命之本，对于保存阳气的意义有深刻认识："真阳之火能生气，邪热之火能伤气；邪热之火必须消灭，真阳之火则决不可损也。只有真气运行不息，才能生化无穷，机体才有生命活动。"

"阳长阴消为吉兆，苟非亢极，无不以得阳为庆幸，阴盛为不祥。故春夏温燠，万物有生茂之机；秋冬寒冽，草木呈零落之象。人之少壮、衰老、康强、疾病，亦莫不以阴阳消长而顺宇宙之大化焉。"(《医验一得录》)

"温气充足则阳旺而人康；温气衰弱则阴盛而人病。阳复则生，阴盛则死，生之与死，美恶不同；阳之与阴，贵贱自殊。蠢飞蠕动，尚知死生之美恶；下士庸工，不解阴阳之贵贱；千古祸源，积于贵阴贱阳之家矣。欲求长生，必扶阳气。"(《中药十大主帅》)

抓住温扶阳气这一环节，正是他擅用附子等辛热药物的理论根基。

他曾引用明代李念莪的话，支持自己的观点："阳气者，身中温暖之气也，此气绝则身冷而毙矣。运行三焦，腐熟水谷，畴非真火之功，是以《内经》谆谆反复，欲人善养此火，但少则壮，壮则衰，特须善为调剂。"他指出："少火乃心脏之君火、肾脏之命门火及少阳相火等，即真阳之火而非邪壮之火也。"

他曾与一位同道说："医经如《灵》《素》所言，是以阳气为本，而后世多贵阴贱阳。阴者质之基也，然无阳，阴亦为死质，何以为生？你所言道家之'纯阳为仙，纯阴为鬼'，实与医家殊途同归。"(《著名中医学家吴佩衡诞辰100周年纪念专辑》)

脾肾两脏相比较，他更偏重肾阳："世之患脾胃病，消化不良，或上吐下泻，以及痞满肿胀等症，虽属于后天脾胃之疾，而先天心肾之衰弱实为主要原因。如只重视后天之调理，忘却先天心肾之关系，徒治其末，忽略其本，病轻或有效，病重则无益而有损。"由此他说过一句很经典的话："理中不中也，当以四逆汤补火生土。"(《扶阳论坛·2》)

吴氏强调："先天心肾是人身中最宝贵之主要生命线，先天心肾为母，后天脾胃为子，先天真火乃生命之火种，先天真水乃生命之沃土，上奉无穷者，唯此真阴、真阳二气而已。二气充足，其人多寿；二气衰弱，其人多夭；二气绝灭，其人则死。"指出："世之患脾胃病虽属于后天脾胃之疾，而先天心肾之衰弱实为主要原因，若为脾肾两虚，必赖桂附理中以获效。如独用理

中汤专补后天脾胃，是否能制寒水补少火而使病痊愈尚属疑问。"（《医药简述》）

治之但扶其真元。郑钦安有"万病一元论"："外感内伤，皆本此一元有损耳。""病有万端，亦非数十条可尽，学者即在这点元气上探求盈虚出入消息，虽千万病情，亦不能出其范围。"（《医法圆通·卷三》）强调万病皆因元阳受损引起，那么治疗就应从扶助元阳着眼，由此他提出一个治疗大法，即"治之但扶其真元""此处下手，便是高一着法"。他以中风为例，具体解释道："众人皆作中风治之，专主祛风化痰不效。予经手专主先天真阳衰损，在此下手，兼看何部病情独现，用药即在此攸分。要知人之所以奉生而不死者，恃此先天一点真气耳。真气衰于何部，内邪外邪即在此处窃发。治之但扶其真元，内外两邪皆能绝灭，是不治邪而实以治邪，未治风而实以祛风，握要之法也。"《医理真传·卷二》也就是说，并非见风祛风，见痰化痰，而是"治之但扶其真元"。

吴佩衡领略这一原则，有案例可证。

■肾结石案

黄某，男，44 岁。以腰痛数年而住某医院治疗，经 X 线摄片检查，右肾肾盂有 10 粒结石影像，小如花椒，大至蚕豆，诊断为"肾结石"，因身体虚弱不能耐受外科手术，出院延吴氏诊治。腰痛已久，时有所发，痛如绞作，延及腰腹，下引宗筋，痛甚则神怯而畏寒肢冷。小腹胀痛，小便短涩。饮食欠佳，精神缺乏。舌苔白滑而厚腻，脉沉迟无力。辨为肾脏寒极，寒湿不化，内结成石，以温肾扶阳温化之法主之，投以四逆汤加味。

附片 60g，干姜 40g，桂枝 30g，茯苓 30g，上肉桂 10g（研末，泡水兑入），杜仲 10g，北细辛 6g，甘草 6g。

服药 11 剂后，相继经尿道排出结石 4 粒，其中一粒较大者，排出时嵌于尿道口，尿线中断，其痛非常，经用镊子夹出。X 线复查，尚余 6 粒结石，但影像均较前为小，原大如蚕豆者已不复见。肾寒日久，腰尚冷痛，继以扶阳温化主之。

附片 100g，干姜 50g，北细辛 6g，薏苡仁 30g，桂枝 30g，狗脊 10g，上肉桂 10g（研末，泡水兑入），甘草 10g。

因服药有效，信心不移，连服不断，病情大减，食增神健，体质大为好转，前后相继数十剂，腰痛已不复作，开始恢复工作。再以上方加减，数月后，最后 1 粒结石亦随尿排出。

按： 肾结石治疗，一般不离海金沙、金钱草之类利水通淋之品，效果平平。见石不治石，而能成功排石，靠的是"治之但扶其真元"的火神心法。从扶阳入手，用大剂四逆汤加味，全案始终未用一味排石药，专从阴寒湿盛着眼，投以大剂附姜。不治石而治人，竟能愈此结石重症，确实体现了扶阳威力。

■**气虚便秘案**

刘某，年过六旬。病已月余，咳嗽哮喘而多痰。腹胀且痛，不思食，大便秘结 20 日不更衣，小便赤而长，喜热饮，夜难入寐，精神极弱。六脉沉迟无力，舌苔白腻。查前所服方药，均以清热消食降气为主，且以硝、黄峻剂通下，仍不能便，其势较危。此系脾肾阳虚，中土失运，痰湿水饮阻逆于肺，清肃不降，致痰喘咳嗽，传导失司，无力输送；加之阳虚则气不化津，无以滋润肠道，致成气虚寒凝之便秘不通。宜扶阳温化主之，拟真武汤加味。

附片 100g，茯苓 30g，白术 20g，杭芍 10g，干姜 30g，北细辛 6g，五味子 5g。

1 剂见效；2 剂后喘，咳去十之六七；3 剂照原方去杭芍，服后痰喘咳嗽若失，略进饮食。第三日以四逆汤加茯苓、上肉桂、砂仁、北芪。

附片100g，干姜50g，茯苓50g，砂仁10g，上肉桂10g（研末，泡水兑入），北黄芪60g。

上方服1剂后，是晚便意迫肛，解出干结黑色粪便半痰盂许，腹中顿觉舒缓。然因年老气虚，解便时用力过盛，旋即昏晕不省人事。急诊之，气短欲绝，脉沉迟无力，但见白苔已退，唇舌已转红润，此乃气虚下陷之故。当即以煎好之汤药喂服，俄顷人事已省，脉转有神。原方连服3剂，食增神健，咳喘不作，二便通达。

按：此证咳喘而兼便秘，用真武汤加姜辛五味，自是仲圣成法。唯虽见便秘"20日不更衣"，仍不予硝黄攻下。是因其属寒凝便结，故予大剂姜附温通化结，"治之但扶其真元"，一剂而"解出干结黑色粪便半痰盂许，腹中顿觉舒缓"。确显扶阳心法。

二、十六字诀，善辨阴阳

"万病总是在阴阳之中"，郑钦安讲究以阴阳为纲统分万病，突出阴阳作为辨证总纲的地位。因此，他"认证只分阴阳""功夫全在阴阳上打算"。吴氏传承这一思想，强调阴阳学说为中医理论的精髓，"识病之要在于识证，识证之要在于明辨阴阳，唯辨证确凿，方能对证下药，得心应手。""以古今医籍更仆难数，极而穷之，亦力有所弗逮，甚或多歧而亡羊，思欲得一守约之道而未能也，乃复取仲景书而钻研之，始恍然而悟。识别阴阳为治病之定法，守约之功，或在乎是。"（《医验一得录》）

他曾对学生指出："用钦安先生的阴阳辨证理论指导临床工作，很有必要。认真研悟，可执简驭繁，必有益于今后之临床实

践。"(《中华中医昆仑·吴佩衡卷》)

然而在证情单纯时，寒证、热证不难辨别；而当病势危重，证情复杂时，辨明寒热真假则尤为重要而费解。李念莪曰："至虚有盛候，反泻含冤；大实有羸状，误补益疾。阴证似阳，清者必败；阳证似阴，温之者必亡。"(《内经知要》)就是说的这种局面。

为此吴氏总结了寒热辨证的基本纲领"十六字诀"，即阴证：身重恶寒，目瞑嗜卧，声低息短，少气懒言；兼见口润不渴或喜热饮而不多，口气不蒸手。阳证：身轻恶热，张目不眠，声音洪亮，口臭气粗；兼见烦渴喜冷饮，口气蒸手。他特别强调以口气蒸手与否辨别寒热真假。除诊查全身症状及体征外，以口气是否蒸手来分辨寒热。(《著名中医学家吴佩衡诞辰 100 周年纪念专辑》)对比一下，这实际上就是郑钦安阴阳辨诀的翻版。

吴氏谓："万病有虚实寒热，临床之际务必本此原则，庶不致贻误。"不论患者症状如何繁杂多变，疑似隐约，通过望、闻、问、切全面诊察之后，以此作为辨证要领，则热证、寒证的诊断不难确立。"凡病有真热证与真寒证之分，又有真热假寒证与真寒假热证之别。然真者易识，而假者难辨。《内经》曰'治病必求于本'，即凡病当须辨明阴阳之意也。"(《吴佩衡医案》)"十六字诀"为吴氏辨认阴阳的宝贵经验。

在《吴佩衡医案》中计有阳极似阴、阴极似阳、阴阳错杂多个案例，每案皆寒热错杂，阴阳难辨，吴氏以"十六字诀"为纲，熟谙阴阳趋极之变，在辨识阴证方面尤为擅长。他在错综复杂的病情中，辨假识真，从而演绎出许多回阳救逆的精彩案例，显示出高超的水平，这正是他最重要的学术经验之一。下面举例证之。

■狂病案

某男，20余岁，体质素弱。始因腹痛便秘而发热，医者诊为瘀热内滞，以桃仁承气汤下之，病情反重，出现发狂奔走、言语错乱。延吴氏诊视，脉沉迟无力，舌红津枯但不渴，微喜热饮而不多，气息喘促而短，有欲脱之势。断为阴证误下，逼阳暴脱之证，拟大剂回阳饮与服。

附片130g，干姜50g，上肉桂13g（研末，泡水兑入），甘草10g。

服后鼻孔流血，大便亦下黑血。认为非服温热药所致，实由桃仁承气汤误下，致血脱成瘀，已成离经败坏之血，今得温运气血，不能再行归经，遂上行下注而致鼻衄便血。次日复诊见脉微神衰，嗜卧懒言，神识已转清。原方再服1剂，衄血便血均止，口微燥，此系阳气已回，营阴尚虚，继以四逆汤加人参连进4剂而愈。

按：此证舌红津枯，发狂奔走，颇似阳证。但脉沉迟无力，微喜热饮，参考误下之后，病情反重，气息喘促，判为阴证误下，逼阳暴脱之证，用大回阳饮收效。确实有胆有识，见解高超。

■伤寒病少阴阴盛格阳案

马某，13岁。患伤寒已20余日，"身热夜重，体温40℃余，反不恶寒，两颧发赤，唇焦而起血壳，头昏不食，欲寐无神，饮水不多，心烦胸闷，冒逆欲呕，小便短赤，大便数日不通，白痦遍体如麻，脉沉而紧，舌苔白腻"。此症身热夜重，两颧发赤，唇焦而起血壳，心烦，小便短赤，大便不通，极易认作实热。但吴氏综合分析，从脉沉而紧、舌苔白腻、"欲寐无神，饮水不多"着眼，认为"寒邪引入阴分，格拒真阳浮越于外"，系阳虚阴盛之象，法当扶阳温化、破阴回阳，以白通汤治之而愈。

按：在尿赤便秘、舌红津枯、唇焦起壳、目赤而肿等一派热象中辨出真寒，投以大剂附子取效。

■伤寒病阳极似阴证案

马某，男，30岁。1920年3月患瘟疫病已七八日，延余诊视。见其张目仰卧，烦躁谵语，头汗如洗。问其所苦不能答，脉象沉伏欲绝，四肢厥逆，遍身肤冷。唇焦齿枯，舌干苔黑，起刺如铁钉，口臭气粗。以手试之，则口气蒸手。小便短赤点滴，大便燥结已数日未通。查其前服之方，系以羌活、紫苏、荆芥、薄荷、山楂、神曲、枳实、厚朴、栀子、黄连、升麻、麻黄及葛根等药连进4剂，辛散发表过甚，真阴被劫，疫邪内壅与阳明燥气相合，复感少阴君火，热化太过，逼其真阴外越，遂成此热深厥深、阳极似阴之证，苟不急为扑灭，待至真阴灼尽，必殆无救。拟下方治之。

大黄26g（泡水兑入），生石膏30g，枳实15g，厚朴15g，芒硝10g，知母12g，生地60g，黄连10g。

服1剂，病情如故。服2剂后，大便始通，脉息沉而虚数，但仍神识蒙睄，问不能答。照方再服2剂，连下恶臭酱黑粪便，臭不可挡，其后口津略生。又照原方再服2剂，大便始渐转黄而溏，舌钉渐软，惟舌中部黑苔钉刺尚硬，唇齿稍润，略识人事，始知其症索饮而渴。进食稀粥少许，照前方去枳实、厚朴，加天冬、麦冬各15g，沙参20g，生地12g，甘草6g，将大黄分量减半。连进4剂后，人事清醒，津液回生，苔皮渐退而唇舌已润，唯仍喜冷饮。继以生脉散加味，连服3剂而愈。

人参15g，寸冬15g，当归10g，生地15g，杭芍15g，五味子3g，生石膏10g，黄连5g，甘草6g。

原按：阳明急下之证，患者已严重昏愦不省人事，不能询及渴饮与否。如证见壮热面赤，口气蒸手，唇舌焦燥，鼻如烟熏等则实热证情已具。即当急下，切勿迟疑，以免贻误病机，证变难挽。

■目赤肿痛案

朱某之次子，1923年腊月诞生10余日，忽目赤而肿，乳后即吐，大便色绿，夜啼不休。舌白，指纹含青。儿母素体虚寒，致小儿先天禀赋不足，脾阳虚弱，健运失司，无以制水，里寒夹肝气横逆而侮脾，元阳不潜，附肝而上，冲及于目，此虚阳浮越所致。法宜回阳收纳为要，拟附子甘草汤加生姜治之。

附子10g，甘草3g，生姜2小片。

服1剂，啼声止；2剂则目肿渐消，大便转黄，如此4剂痊愈。

原按：世习一见目病赤肿，动辄言火，其实不尽如此。眼科病证，名目繁多，括其要总不离乎外感、内伤两法以判之。不论内外、感伤，若见目赤肿痛，雾障羞明，其证各有虚实寒热之不同，必须按六经、八纲之理明辨施治，不可固守一法以邀幸中。余非专于目疾者，然其治法要领，经旨互通矣。

疑似不定，试投肉桂。姜附之剂偏于峻热，人所共知。当病家对投用大剂姜附犹疑不决时，吴氏还有试服一招，即先让患者服用肉桂（研末泡水）试之，果系阴证，患者必能耐受；反之，可知辨证之误，但亦不致酿成恶果。显出圆机活法之妙，此乃吴氏独到经验，下面举例证之。

■阴极似阳案

杨某，男，32岁。始因风寒，身热头痛，某医连进苦寒凉下方药10余剂，且重加犀角、羚羊角、黄连等，愈进愈剧，病发已 20 日，危在旦夕，延吴氏诊视。目赤，唇肿而焦，赤足露身，烦躁不眠，神昏谵语，身热似火，渴喜滚烫水饮。小便短赤，大便已数日不解，食物不进，脉浮虚欲散。辨为风寒之证误服苦寒，真阳逼越于外而成阴极似阳之症。外虽现一派热象，是为假热；而内则寒凉已极，是为真寒。如确系阳证，内热熏蒸应见大渴饮冷，岂有尚喜滚饮乎？况脉来虚浮欲散，是为阳气将脱之兆。治之急宜回阳收纳，拟白通汤加上肉桂为方。

附片 60g，干姜 26g，上肉桂 10g（研末，泡水兑入），葱白 4 茎。

方子开好，病家称家中无人主持，未敢服药，实则犹疑不定。次日又延吴氏诊视，"仍执前方不变"。并告以先用肉桂泡水试服，若能耐受，则照方煎服。病家如法试之，服后即吐出涎痰碗许，人事稍清，内心爽快。遂进上方，病情即减，身热约退一二，出现恶寒肢冷之象，已无烦躁谵语之状，且得熟睡片刻。乃以四逆汤加上肉桂续服。

附片 100g，干姜 36g，甘草 12g，上肉桂 10g（研末，泡水兑入）。

服药 1 剂，身热退去四五，脉稍有神。尿赤而长，略进稀饭。再剂则热退七八，大便已通。唯咳嗽痰多夹血，病家另请数医诊视，皆云热证，出方不离苦寒凉下之法，鉴于前医之误，未敢轻试。其时病人吃梨一个，"当晚忽发狂打人，身热大作，有如前状"。又急邀吴氏诊视，见舌白而滑，"仍喜滚饮"，判为"阳神尚虚，阴寒未净"。仍主以大剂回阳祛寒之法，照第二方剂量加倍，另加茯苓 30g，半夏 16g，北细辛 4g，早晚各 1 剂，即日进 2 剂。连服 6 剂，身热已退，咳嗽渐愈，饮食增加，小便淡黄而长，大便转黄而溏。前方去半夏、细辛，加砂仁、白术、黄芪善后，连进 10 余剂，诸症俱愈。

　　按： 此案既显出吴氏辨证准确，又示其用药风格。在一派热象之中，以"舌白而滑，渴喜滚烫水饮，脉浮虚欲散"为阴证辨识眼目。另外，从其服苦寒凉下之药而病"愈进愈剧"，亦可推知绝非阳证。最可奇者，病人吃一梨后，"忽发狂打人，身热大作，有如前状"，此系阴证食凉必然加重，阳气欲脱之象。吴氏加倍重用附子，不夹凉药，挽回此等重症，确有见识。

三、不囿经文，再审阴阳

　　在有关《伤寒论》的研究中，有人主张"方证对应"，有是证用是方，对有证有方的条文拿来就用。如经文说："伤寒，脉结代，心动悸，炙甘草汤主之。"凡见脉结代、心动悸之证，无问其他，即可投之，由是称之为方证辨证。胡希恕先生"把辨方证称之为最高级辨证""辨证的尖端"，其他伤寒名家多有持此观点者。对此郑钦安早有议论，在《伤寒恒论》中他反复指出：第一，"切不可死守原文"。"学者不可专凭原文一二语，以论药论方""不必执原文为不可易之法也"。第二，"切勿死守陈方"。"不得一例论之，统以某某方""切勿死守陈言，为方所囿"。总之，不可一概而论，"当辨别为是"，辨别标准即是阴阳辨诀，显示了一位医学大家的独立思索精神。

　　吴佩衡传承了这一观念，在《吴佩衡伤寒论讲义》一书中，并非简单地随文顺释敷衍，而是在书中多处提出质疑，时见"或有错简""疑为衍文""似非仲景原文"等语，这在众多《伤寒论》注家中十分罕见，体现了他不盲从，独立思考的精神，是为研习《伤寒论》不可多得的参考书。其中尤其是他不囿于方证条文，"迁就其方"，认为应该再进一步分辨阴阳，盖"万病皆有或阴或阳之症，宜深识而明辨焉"。即在方证的基础上，还要进一步"深识而明辨""偏阴偏阳之趋势""余于此尝三致意焉"，再三关注这个阴阳之辨，辨证根据则是这个寒热辨证"十六字诀"。

下面举例说明。为清楚起见，书中吴佩衡对《伤寒论》条款的"解释"，简称为"吴解"，"按语"简称为"吴按"，引文均出自《吴佩衡伤寒论讲义》一书。

原文 210 条：夫实则谵语，虚则郑声。郑声者，重语也。直视，谵语，喘满者死，下利者亦死。

吴解：凡病到沉重时，神志昏迷，每多语言错乱，无论实热证与虚寒证，均易见此象。因热邪上攻，扰乱神明不安，以致妄言乱语不休，并见壮热烦躁、口燥舌干、渴喜冷饮、身轻恶热、声音响亮、口气蒸手，其热深者，手足厥冷等情，此为阳明实热证之谵语；如因寒邪上逆，扰乱神虚无主，以致语言重复不正，并见发热或不发热、身重恶寒、嗜卧无神、舌苔白滑、不渴饮、声低息短、口气不蒸手，甚则手足厥冷等情，则为少阴虚寒证之郑声。两证之鉴别，一属实热，一属虚寒，根本不同，治法悬殊。若辨证明晰，阳证应凉下，急宜白虎、承气以救阴；阴证当温固，急宜白通、四逆以回阳。用之得当，早治早愈，而有起死回生之效。倘辨证不明，一经误治，或拖延失治，则不免于死亡，学者务须注意！

按：认为语言错乱（谵语与郑声）之症，有实热与虚寒之分，应按寒热辨证"十六字诀"再予审视，"根本不同，治法悬殊"。以下例证皆同于此。

原文 6 条：太阳病，发热而渴，不恶寒者，为温病。若发汗已，身灼热者，名风温。风温为病，脉阴阳俱浮，自汗出，身重，多眠睡，鼻息必鼾，语言难出。若被下者，小便不利，直视失溲。若被火者，微发黄色，剧者如惊痫，时瘈疭，若火熏之。一逆尚引日，再逆促命期。

吴按：在临床辨证论治中，除以上症状及其治法外，病至末期，亦间有邪入少阴而成阴极似阳，真寒假热之证者，必须详为分析。如证见发热不退，晨轻夜重，身重无神，甚则夜间烦躁，语言郑声，唇焦舌燥，不渴饮，即渴而喜热饮不多，脉浮大无力，即应以白通汤、四逆汤等回阳收纳而挽颓绝。

更有阴阳两虚，心肾水火不交，发热不退，烦躁不宁，午后、夜间更甚，脉沉数无力，唇焦而起血壳，舌黑而燥，不渴饮，有时尚喜冷饮一二口，但多饮反而不受，口气不蒸手，即应以白通人尿猪胆汤交通心肾之水火，阴阳两救。服后身热即退，烦躁立止，口津渐回，唇舌转润，神识亦清，实有起死回生之效。

原文63条：发汗后，不可更行桂枝汤。若汗出而喘，无大热者，可与麻黄杏仁甘草石膏汤。

按：本证既为汗下失宜之变证，但仅据汗出而喘、无大热者，症状还不够完备，必须兼见头疼、发热而渴、不恶寒、脉浮数或浮而洪，方可以麻杏石甘汤主之。因为体质素虚者，被误汗、下后，其阳大伤，真阳将亡，亦多汗出而喘，其人发汗无神，恶寒不渴，即渴而喜饮不多，脉浮虚或沉弱，已见大虚之象，又当扶阳收纳，以真武、四逆汤等主之。不但不可更行桂枝汤，而麻杏石甘汤则尤不可轻试。

原文107条：伤寒八九日，下之，胸满，烦，惊，小便不利，谵语，一身尽重，不可转侧者，柴胡加龙骨牡蛎汤主之。

吴按：本证如舌苔白滑，不渴饮，或渴而喜热饮不多，人无神者，又当扶阳抑阴，养心安神，始为对证，原方不但无效，抑且使病增剧。因此，编者以为本条辨证不明，方证不符，似非仲景原文，特提供参考。

原文 135 条：伤寒六七日，结胸热实，脉沉而紧，心下痛，按之石硬者，大陷胸汤主之。

原文 136 条：伤寒 10 余日，热结在里，复往来寒热者，与大柴胡汤；但结胸，无大热者，此为水结在胸胁也，但头微汗出者，大陷胸汤主之。

原文 137 条：太阳病，重发汗而复下之，不大便五六日，舌上燥而渴，日晡所小有潮热，从心下至少腹硬满而痛不可近者，大陷胸汤主之。

吴按：以上各结胸病，固系水与热互结，然亦有水与寒凝结之证，不可不分。如为水热结胸，除胸腹硬满而痛、手不可触近外，必兼见舌干口燥、渴喜冷饮、大便不利、身轻恶热而精神不甚衰、脉沉紧或弦紧有力，方可以大陷胸汤下之。如水与寒凝结于胸腹，胀闷而痛，甚则从心下至少腹硬满，出现如有头足，上下俱痛，手足不可触近，舌苔白滑，不渴饮，即渴而喜热饮不多，二便通利；在寒极格拒君火不降之际，亦有舌燥微喜冷饮一二口，二便反不利者，但其人必身重，恶寒，无神，脉沉迟或沉弱无力。又当以大建中汤或姜附汤加茯苓、肉桂、川椒等药温中扶阳而驱寒水，服后在膈上之寒水必从上而吐，膈下之水饮必由二便而排泄。如误用大陷胸汤，下咽立毙。此证最为重要，临床时必须鉴别清楚。

原文 164 条：伤寒大下后，复发汗，心下痞，恶寒者，表未解也。不可攻痞，当先解表，表解乃可攻痞。解表宜桂枝汤，攻痞宜大黄黄连泻心汤。

吴按：根据汗、下两误之后，心下痞，仍见恶寒，并无热象可凭，如即以为是火痞，亦不无疑问。编者以为本条原文或有错简，如无表证与内热之实据表现，则为阳气内虚，邪阴凝聚之寒痞，大黄黄连泻心汤望勿轻试，又当以四逆辈扶阳抑阴主之，绝不可用解表之剂。如表未解，仍见太阳肌表证之实据，审实确为寒痞者，应斟酌情况。如表重于里，即可以桂枝汤先解表，再以四逆汤温里以消痞；如里重于表，又当先温其里，后解其表，或以四逆汤少佐麻、辛、桂枝扶阳温经，表里两解，较为合宜。

原文 166 条：病如桂枝证，头不痛，项不强，寸脉微浮，胸中痞硬，气上冲咽喉不得息者，此为胸有寒也。当吐之，宜瓜蒂散。

吴按：凡痰饮阻遏胸中，或微有外感而见本条症状之病，如体质较健、精神不倦者，服瓜蒂散涌吐之，固属对证。而体质素虚、精神缺乏者，上方切勿轻试，如误用之，必致涌吐而现衰脱。根据编者经验，应以四逆汤、二陈汤加肉桂、公丁、桂枝，少佐细辛，服后亦可快吐痰涎，则病退而不伤正。

原文 169 条：伤寒无大热，口燥渴，心烦，背微恶寒者，白虎加人参汤主之。

吴按：本证背微恶寒，与少阴证之背恶寒不同，须当鉴别。此是太阳表证尚未罢净，而阳明里热已盛，表里相较，应权其轻重，自以治里为急，故用白虎加人参汤清阳明之燥热，而太阳未罢净之余邪即随之而解矣。至于伤寒身无大热，不烦不渴，口中和，背恶寒者，则为邪入少阴，从寒化之阳虚证，又当与附子汤主之。两证均有背恶寒之病情，水火冰炭，治法悬殊，如不详查寒热证据，则难免于误治，故前贤有"阳明白虎辨非难，难在阳邪背恶寒"之明训也。

原文 202 条：阳明病，口燥但欲漱水，不欲咽者，此必衄。

吴解：本条仅以口燥等症状即断为阳明病，实不足以为据，且但欲漱水不欲咽者，绝非燥热在里之证。盖如邪入阳明化燥，无论在经或腑，在气分或血分，邪热灼阴，津液涸竭，必饮水自救而见消渴。因阳明热证，绝无不渴之理。今不惟不消渴，甚至但欲漱水而不欲咽下，此为下焦虚寒，阳气不足，无力蒸水化气生津，阴盛格阳，津液不升，以致上焦虚燥之证。且阳气内虚，无力摄血，或有鼻衄之可能。因此，本证实属于少阴虚寒证之范围，今列入阳明篇中，尚待研究。吴按：本条既属于少阴虚寒、阴盛格阳之证，根据编者经验，应以人尿猪胆汁汤，继以四逆、白通等汤大剂连进，无不立效，屡试屡验，非敢偏于用温热之药也。如以内热入血分或入阳明之经，而用清凉苦寒泻火止血之剂，则病必增剧，而有衰脱之虞。故临床辨证，必须掌握寒热实据，幸勿为虚燥假热所惑，以免误人生命。

原文 219 条：三阳合病，腹满，身重，难以转侧，口不仁，面垢，谵语，遗尿，发汗则谵语。下之则额上生汗，手足逆冷。若自汗出者，白虎汤主之。

吴解：第四段，若自汗出者，无论在汗下之前或汗下之后，而见壮热、烦渴饮冷、反恶热之阳明经证，自应以白虎汤主之。倘无以上阳明经热证之实据，或为少阴寒化证，而以白虎汤治之，服后病必加剧，或导致危亡；又当与四逆辈大剂连进，或有挽回之望。

原文 252 条：伤寒六七日，目中不了了，睛不和，无表里证，大便难，身微热者，此为实也。急下之，宜大承气汤。

吴按："目中不了了，睛不和"，在少阴虚寒证的真阳欲脱时，亦有张目直视不能转动，视物不明之证。且本节之病身不壮热，又无燥屎之确据，寒热虚实，殊难分辨。值此危急存亡、千钧一发之际，尤应于烦渴饮冷与否，其人有神无神等处求之，以作处方用药之根据。

原文 253 条：阳明病，发热汗多者，急下之。

吴按："阳明病，发热汗多者，急下之"，必兼见不恶寒反恶热、舌苔黄而干燥、烦渴饮冷、小便短赤、大便燥结、腹满按之实痛、脉洪数、日晡潮热、谵语等症，始应急下；如仅见发热汗多、烦渴饮冷，并无其他症状，则为阳明在经之白虎汤证；又如发热汗多，舌苔白滑，不渴饮，即渴而喜热饮不多，其人倦卧无神，又属于真阳外脱之证，则白虎、承气绝不可轻试。

原文 254 条：发汗不解，腹满痛者，急下之，宜大承气汤。

吴按："发汗不解，腹满痛者，急下之"，必须兼见壮热、烦渴饮冷、舌黄而燥、大便燥结、小便短赤、口气蒸手等症，则急下之，始无疑义。倘汗后不解，腹满痛，并无烦渴饮冷、口气蒸手之病情，则为寒湿阴气内聚，阴盛阳虚，又当扶阳抑阴，如误下之，必有衰脱之虞。

原文 303 条：少阴病，得之二三日以上，心中烦，不得卧，黄连阿胶汤主之。

吴按：少阴寒化证，亦有心中烦、不得卧者，务须与上条热化证鉴别清楚。若乃寒化证之心中烦、不得卧者，必兼见舌苔白滑、不渴饮，即渴喜热饮不多，或漱而不咽，甚或阴盛格阳于上之证而有喜冷饮一二口者，多饮则心内不受、身重无神、脉沉细或缓弱无力，又当以白通汤或白通加猪胆汁汤交通心肾，实有起死回生之效。

原文 397 条：伤寒解后，虚羸少气，气逆欲吐，竹叶石膏汤主之。

吴解：本证既见形体羸弱少气，倘属邪热未尽，阴虚肺燥，必兼见口燥鼻干、津枯液少、喜饮清凉之物、脉细数无力、小便短赤等症，则邪热上冲，是以少气欲吐，有如壮火食气之义，始能以本方主之。

若口中和、不渴饮或喜热饮不多、少气懒言、头昏足软、精神缺乏、脉沉弱无力、虚羸少气者，又属于正虚阳弱，寒气逆胃是以欲吐，则上方绝不可轻试，法当扶阳辅正、温中降逆，以四逆人参汤加砂仁、半夏主之。

四、独步天雄，广用四逆

天雄，指附子独生一枚较长形者，群生几枚者为附子。"独步天雄"，即说擅用附子，语出苏渊雷先生对吴氏的赞语（见图）。火神派最突出的用药特点即善用附子，而且剂量超常。本节归纳吴氏这方面的特色，分为两部分。

（一）独步天雄，擅用附子

吴氏擅用附子，视"附子味温，火性迅发，无所不到，故为回阳救逆第一品药"，善于广用、重用、专用之，胆识兼备，屡起疑难大症，世誉"吴附子"，可谓实至名归。其用附子风格、法度直逼郑钦安，当代著名经方学家黄煌教授曾评价吴氏："他对附子的研究颇深，其医案中对阴寒证的识别、附子的用量，以及那确切的疗效，既让你惊心动魄，又让你不由称奇叫绝！"（《医案助读》）关于吴佩衡对附子的认识，详见后面"吴佩衡医论精选"一章中"论附子"一文，本节

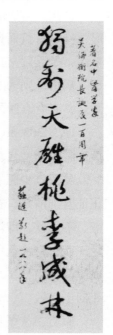

苏渊雷先生手书对
吴佩衡的赞语

予以归纳。

1. 广用

吴氏治疗阴证，可谓方方不离附子。但凡面色淡白无华或兼夹青色，倦怠无神，少气懒言，力不从心，动则心慌气短，自汗食少，畏食酸冷，溺清便溏，诸寒引痛，易感风寒；甚或形寒怕冷，手足厥逆，恶寒倦卧，喜暖向阳，多重衣被，口润不渴或渴喜热饮而不多，舌质淡或兼夹青色，舌苔白滑或白腻，脉象多见沉、迟、细、弱、虚、紧等症，都可以用附子治疗。"凡遇阳虚不惮用姜附，且以人身脆薄，药必胜病之故，分两稍微加重，岂有他哉？诚以病情病势如此，不能不如此也。乌附虽为毒药，若用之得当，煎之极熟则有力起沉疴之功。"（《医验一得录》）

在《吴佩衡医案》中，阴证计有 55 例，涉及内、外、妇、儿、五官各科多个病种，每案均用附子，且均为君药，剂量恒重，远超过其他药味。其中四逆辈 37 案，麻辛附子汤 8 案，含附子方如真武汤、乌梅丸、潜阳丹、应症方加附子等 10 案。尤可钦者，孕妇患阴证，亦用附子，且量重惊人。

2. 重用

作为火神派传人，吴氏不仅广用附子，而且善用大剂量，惊世骇俗，可谓无出其右者。他认为："病至危笃之时，处方用药非大剂不能奏效。若病重药轻，犹兵不胜敌，不能克服。因此，处方用药应当随其病变而有不同……古有'病大药大，病毒药毒'之说，故面临危重证候勿须畏惧药毒而改投以轻剂。否则，杯水车薪，敷衍塞责，贻误病机，则危殆难挽矣。"（《吴佩衡医案》）

"凡遇阳虚不惮用姜附，且以人身脆薄，药必胜病之故，分两稍微加重，岂有他哉？诚以病情病势如此，不能不如此也。乌附虽为毒药，若用之得当，煎之极熟则有力起沉疴之功，并无熬干阴血之患，此《内经》所以云有故无殒，而仲景亦以为极有用之品也。"（《医验一得录》）

"切勿终身行医，而终身视附子为蛇蝎。若医而遇附子之证，何从治之？于临证时应分清虚实寒热，当用则用，有是病用是药，定能指下生春，活人无量，切勿以人命为儿戏也。"（《中华中医昆仑·吴佩衡卷》）

在《吴佩衡医案》中，使用附子共计 55 案，其中成人 47 案，初诊方 100g 以上者 22 例；60g 以上者 11 例；30g 以上者 12 例。复诊逐渐加量至 150g 者 4 例；加量至 200g 者 5 例；剂量最大者，如治省立昆华医院院长秦某独子（13 岁）的伤寒重症，初诊方即用 250g，后加至每剂 400g，而且昼夜连进 2 剂，合起来就是 800g，终于挽回厥脱重症，令人惊心动魄。

吴氏投用附子，强调"开水久煎"，一般要煮三至四小时。他说："后世因煎煮不得法，服后往往产生麻醉，始用种种制法而成熟附片，意在减少其麻醉之性。其实附子只在煮透，不在制透，故必煮到不麻口，服之方为安全。"有时为了抢救重症，大剂投以附子，则药壶连续置于炉上不停火，久煎附子，随煎随服。（《医验一得录》）

初诊用附子，以 60～100g 多见，60g 为其规范用量，观其书中多次标示附子用量可知："桂附理中汤：**附片二两**，干姜一两，肉桂三钱，白术三钱，党参八钱，甘草二钱；四逆人参汤：**附片二两**，干姜八钱，甘草三钱，人参三钱；吴萸四逆汤：**附片二两**，干姜八钱，吴茱萸三钱，甘草三钱，加肉桂三钱尤妙。"（《中医病理学·痢疾辨证论治》）

潜阳封髓丹：**附子二两**，西砂仁三钱，龟甲四钱，黄柏二

钱，甘草二钱（以上药物剂量为吴氏核定）

按：看得出，附子都用二两。

■小儿伤寒病并肠出血危证案

张某之子，8 岁，1945 年 4 月。患伤寒病已 10 余日，住原昆华医院，病势日趋严重，遂将病儿移回家中。

4 月 23 日改延余诊视。面青唇白而焦，舌质红而润无苔，脉象弦紧，按之则空虚无力；潮热，日轻夜重，神识昏愦，言语昏乱，腹胀如蛊。曾大便下血 2 次，小便短少而赤，形体瘦羸。此系患伤寒病寒入阴分，致腹中阴霾四布，元阳大虚，已成危证，恐有生阳将脱之虞。当以扶阳抑阴治之。然温热之药服后，触动阴寒，必有吐泻之状，由于正气太虚，一线残阳将脱，唯恐吐泻之时，又易痰鸣气喘虚脱，思考再三，只有背城一战，方有挽回之机，犹豫迟疑，错过病机，则追之莫及矣。急以通脉四逆汤加上肉桂主之。

黑附片 100g，干姜 26g，生草 10g，上肉桂 10g（研末，泡水兑入），葱白 2 茎。

是晚 7 时，张君来寓告知，服药 2 次旋即呕吐涎水，继则泄泻黑粪，腹胀已消去其半，幸未气喘痰鸣，唯精神太弱。当即告之已有转机，宜原方再进 1 剂。

24 日复诊：服药后吐泻，腹胀若失，弦紧脉象已平，潮热亦退。缘伤寒大病日久，元阳大耗，鼓胀虽消而邪阴未净，阳神未充，散乱无主，尚见沉迷无神，时有烦乱说昏话。然病情已有转机毋庸置疑，仍以扶阳抑阴主之。

附片 130g，干姜 26g，上肉桂 13g（研末，泡水兑入），西砂仁 4g，茯神 16g，炙远志 3g，生草 4g。

25 日三诊：服昨方后已不再吐，大便溏泻 3 次、色已转黄，此系胃阳来复之兆。烦乱已平，神识亦清明，体温、脉搏已转正常。稍进食物，病势逐渐减退，大有转危为安之象，可期痊愈矣。唯阳神尚虚，邪阴未净，仍以扶阳扶正主之。附片130g，干姜26g，上肉桂10g（研末，泡水兑入），西砂仁6g，法半夏6g，炙远志6g，炙冬花6g，茯神15g，甘草6g。

26日四诊：唇舌红润，脉较有神，精神较佳，饮食大增，已无痛苦，继用黄芪四逆汤加味调理数剂而愈。

附片130g，干姜26g，上肉桂10g（研末，泡水兑入），北黄芪15g，炙远志6g，生草6g。

按：不仅在成人中投用大剂量，对婴幼儿童也敢于放手加量，胆识确非常医可及。

■童子痨案

张某，8岁。禀赋不足，形体羸弱。受寒起病，脉来浮滑，兼有紧象，指纹色淡而青，舌苔白滑，质含青色。涕清、咳嗽而如痰涌。发热、恶寒，头昏痛，喜热饮。缘由风寒表邪引动内停之寒湿水饮，肺气不利，阻遏太阳经气出入之机，拟小青龙汤加附子助阳解表化饮除痰。附片用至30g，服后得微汗，身热始退，表邪已解，寒痰未净。守原方去杭芍、麻茸，加茯苓10g，白术12g，连进2剂，饮食已如常。

惟仍涕清痰多，面浮，午后潮热，自汗，腹中时而隐痛。殊料病家对吴氏信任不专，另延中医诊视，云误服附子，中毒难解，处以清热利湿之剂，反见病重，出现风动之状，双目上视，唇缩而青，肢厥抽掣，汗出欲绝。又急促吴氏诊视，具述误治经过，乃主以大剂加味四逆汤治之。附片用至100g，连服2次，风状已减，不再抽掣。原方加黄芪、白术、茯苓连进数十余剂始奏全功。8岁小儿前后共服附片量逾5000g，"并无中毒，且患儿病愈之后，身体健康，体质丰盛胜于病前，多年无恙"。

又如治3岁甘某"麻疹误服表凉药转阴证案"：发热已五六日，"昏迷无神"，投白通汤，附子用至60g，2剂即愈。

3. 专用

应用附子等辛热药物治疗阴证时，是否夹用熟地等滋阴之品，是温补派与火神派的重要区别。吴氏在这一点上，表现出鲜明的火神派风格。他认为扶阳驱寒，宜温而不宜补，温则气血流通，补则寒湿易滞。因此，他用扶阳诸方所治阴证案例，绝少夹用滋补药品，这方面他较郑氏有过之而无不及。如张景岳所制回阳饮，系四逆汤加人参，郑钦安虽然认为人参是阴药，"用为补阳回阳，大悖经旨"，但他在临床中犹时或用之。而吴氏所用回阳饮，乃是四逆汤加肉桂，称为"大回阳饮"，摒弃人参不用，不夹阴药。

不仅如此，补气药也绝少应用，嫌其掣肘。"正治之方决勿夹杂其他药品，如果加入寒凉之剂则引邪深入；加入补剂则闭门留寇，必致传经变证，渐转危笃费治。"（《医药简述》）观吴氏各案，用药专精，法度严谨，确有十分丰富的经验。

■风湿关节痹痛案

田某之妻，30余岁。患风湿痹证，右手关节疼痛发麻，自觉骨间灼热，但又见寒生畏。病已10余日，曾服四逆汤加白术、当归等剂未效，疼痛忽轻忽重，固着肩肘，痛甚不休。吴氏审病查方，认为乃风寒湿邪杂合而至，阻遏经脉，阳不足以运行通利关节，不通则痛。"虽应用姜附之辛温以化散寒湿，然杂以归术之壅补滋腻，犹如闭门捉寇，遂使邪气难化。因照前方去归、术，加入桂枝、细辛、茯苓治之"，1剂显效，2剂霍然。

按：火神派扶阳讲究单刀直入，不夹阴药。作为经典火神派代表，吴氏即或补气药也少应用，嫌其掣肘。本案吴氏以亲身实践诠释了这一点。

■ 产褥热案

罗某，女，31岁，云南人。1959年1月30日初诊。

患糖尿病多年，临产住某医院。剖腹产后20余日，一直高热不退，服西药、注射抗生素，体温未退，人弱已极。寒入少阴，格阳于外，下午体温39.8℃，小腹冷痛，食欲不振，大便溏泻色绿，脉沉而紧，舌苔白滑而厚腻。此乃少阴寒化之证，急宜扶阳收纳主之，否则阳脱危殆费治，以白通汤加肉桂主之。

附片150g，筠姜80g，上肉桂（研末，泡水兑入）10g，葱白6茎。

二诊：服前方2剂后，六脉均已和缓，发热已退，脉静身凉，舌苔已退七八，唯里寒未净，小腹作痛，稍能食，人无神，以四逆汤加味治之。

附片100g，吴茱萸8g，筠姜30g，茯苓20g，北细辛8g，生甘草8g。

服此方4剂后，诸症悉退，食增神健，痊愈出院。（顾树华提供）

4. 剂量加减之道

考吴氏用附子还有两个特点值得注意。

其一，初诊得效后剂量加大。不以病减而减量，与"大毒治病，十去其六"之旨相比，另备一格。观吴氏各案，大都如此处理。取得显效后，再逐渐减量，所谓"阳气渐回，则姜附酌减"。

这一点，他与另一火神派名医范中林先生（1895–1989）颇为相似，后者各案初诊方附子通常用30g，得效后增加用量，一般是加倍。取得显效后，再减量改为初诊剂量。（《中医火神派

探讨》)

■李某，男，年四旬余。患痰饮咳喘病已八九年，中西医屡治未愈。脉左弦右滑、两尺弱，心脉细短，肺脉滑大，按之则空；舌苔白滑而腻，面色青黯，目下浮起如卧蚕。咳痰气喘而短，胸闷痰滞，头疼目眩；食少无神，畏食酸冷，渴喜热饮而不多，小便短赤，咳时则遗。入夜难眠，行卧惟艰，值阴雨天寒尤甚。此由脾肾阳虚，饮邪内泛，上逆犯肺则作痰作咳；肾虚不纳，则短气喘息而遗溺；痰湿阻遏，清阳不升，浊阴不降，肺肾之气不相接，遂成痰饮咳喘之证。《金匮要略》曰："病痰饮者，当以温药和之。"拟方小青龙汤加减主之。

附片20g，北细辛4g，麻茸3g，干姜15g，法夏15g，五味子1.5g，甘草3g。

次日复诊：头疼、咳痰稍减，痰较易咯，乃照原方，分量加倍。服后痰多咳吐如涌，胸闷减，喘息较平。2剂后，头痛若失，喘息平其大半。3剂后，稍能食，行卧已较轻便，唯痰多，气仍短，小便转长而色仍赤。盖湿痰饮邪得阳药运行，在上由咽喉气道而出，在下则随小便而去，乃病退之兆，仍照前方加减治之。

附片100g，北细辛10g，半夏10g，干姜40g，上肉桂10g（研末，泡水兑入），茯苓30g，桂尖20g，五味子3g，甘草10g。

2剂后，喘咳平，痰已少。3剂后，胸闷气短均愈，饮食倍增，弦滑之脉已平，腻苔已退。唯精神未充，苓桂术甘汤加附子、口芪，连进10剂，遂得痊瘳。

附片150g，黄芪30g，茯苓20g，桂尖20g，白术20g，甘草10g。

按：吴氏用小青龙汤加附子，减去白芍，意其碍阳。初诊方各药，包括附子的剂量均系平剂小量；得效后，"乃照原方分量加倍"，附子一再加大剂量。

其二，**强人不必加，虚家不可减**。仲景用附子，有对"虚弱家及产妇宜减服之"之语。吴氏认为："阳气内虚，加重附子始能祛风、温寒、除湿，故虚弱者不应减轻。至于产妇患本证时，亦应加重附子剂量，方能克服。"（《吴佩衡伤寒论讲义》）

反过来，对仲景"强人可大附子一枚，生姜三两"之语，亦提出异议，认为："强人反加量，与事实不大相符，因强人阳气不大虚，抵抗力较强，何必加重？编者以为'强'字恐系'弱'字之误，这是临床实践经验所得，特提供参究。"（《吴佩衡伤寒论讲义》）

由是作者归纳为附子用量"强人不必加，虚家不可减"之观点，以示吴氏独到见解，本书诸多案例可以说明。

（二）广用四逆，化裁众方

1. 四逆汤运用

郑钦安在论述四逆汤时说："凡世之一切阳虚阴盛为病者，皆可服也。"（《医理真传·卷二》）"此方功用颇多，得其要者，一方可治数百种病。因病加减，其功用更为无穷。予每用此方救好多人，人咸目予为姜附先生。"（《医法圆通·卷四》）因此，四逆汤是火神派最常用、最擅用的方剂。

吴佩衡忠实地传承了这一点，视四逆汤为治疗阴证最重要的代表方剂，"一方可治数百种病"。他和郑钦安一样，"专主先天真阳衰损，在此下手，兼看何部病情独现，用药即在此攸分"（《医理真传·卷二》）。凡阴证均以四逆汤为基础，另外分经加药，显出鲜明的火神派风格。

四逆汤：附片 60～120g，干姜 24～45g，甘草 6～12g（小儿减半）。

此方能治数十种至数百种病，因病加减，应用无穷。但只能治一切虚寒病、寒湿病及慢性病。照病加减其他引经佐使之药，因病加减，辨证论治，灵活掌握。凡一切热病忌服，如误服之犹火上浇油，下咽立毙；病轻者必致加重，如春温病、暑热病、伤寒阳明病、阴虚阳燥症、红白痢疾里急后重等，其势必发高烧，不怕冷反怕热，舌苔白燥，烦渴饮冷，小便短赤，甚则大便燥结、谵语、口气蒸手，略述大概，须当注意忌服为要。

此方无论男女老幼身体较弱者，皆宜服之。能扶阳固肾，回阳生津，温中祛寒，生气生血，增加精神，帮助消化，增加食欲，二便舒畅。体弱者服之，能却病延年；病重者服之，有起死回生之功，更有意想不到之效力。如头昏眼花，耳如蝉鸣，心中慌跳，气短无神，眠少梦多，手足冰冷，四肢无力，消化力弱，腰腹常痛，胸闷食少，夜多小便，大便溏泄，妇女痛经，红崩白带，子宫寒冷，人不孕育。凡精神缺乏之一切慢性病皆可服之，均有特效。但加减配合其他药甚多，不能尽述，但简单说明几味常用之药而已。

（1）食少者，加砂仁 6 ～ 10g 或白豆蔻 3 ～ 6g。

（2）眠少者，可加炒酸枣仁 12g，炙远志 9 ～ 10g，茯神 15g。

（3）头昏者，加天麻 12g。

（4）头疼日久者，加羌活 9g，细辛 3g。

（5）胃痛者，加肉桂 9g，公丁香 6g，吴茱萸 6 ～ 9g。

（6）血崩及失血证者，加黑荆芥 6g，侧柏叶 9g。

（7）小便少者，加茯苓 16g。

（8）夜尿多者，加益智仁 12g，破故纸 9g。

（9）咳嗽痰多清稀者，加细辛 6g，炙麻绒 9g，陈皮 9g，法半夏 12g。

（10）腰常酸痛者，加桂枝 24g，细辛 9g，炙麻黄根 24g，狗脊 12g，杜仲 12g。

（11）关节痛者，加桂尖 24g，细辛 6g，伸筋草 9g，红毛五加 9g，石枫丹 12g，薏苡仁 15g，苍术 12g，羌活 9g，独活 12g，牛膝 9g，老木瓜 6g。

（12）如目痛日久或头常昏疼者，可加羌活、细辛或麻黄 6 ～ 9g。

如无其他症状者，仍常服四逆汤，勿服其他药为妙。（《伤寒论新注》）

2. 四逆辈十方

吴佩衡将仲景四逆辈明确为下列十方，认为："只要切实掌握此十方，且能圆通运用，即可治疗百数十种比较疑难之病，其功用亦不小矣。"

（1）四逆汤：生附子一枚，干姜一两五钱，炙甘草二两。

（2）通脉四逆汤：生附子一枚，干姜三两，炙甘草二两。

（3）通脉四逆猪胆汤：即通脉四逆汤加猪胆汁一合。

（4）四逆人参汤：生附子一枚，干姜一两五钱，炙甘草二两，人参一两。

（5）茯苓四逆汤：即四逆人参汤加茯苓六两。

（6）吴萸四逆汤：生附子一枚，干姜一两五钱，炙甘草二两，吴茱萸一两。

（7）干姜附子汤：生附子一枚，干姜一两。

（8）白通汤：生附子一枚，干姜一两，葱白四茎。

（9）白通加人尿猪胆汤：生附子一枚，干姜一两，葱白四茎，人尿（即童便）五合，猪胆汁一合。

（10）甘草干姜汤：炮干姜二两，炙甘草四两。（《中药十大

主帅》)

3. 吴氏自制方

吴氏凡治阴证，差不多都以四逆汤为基础，另外再分经或随症加药，但阳虚欲脱则单刀直入，不加冗药。从他自制方命名中也可以看出，都是以四逆汤为基础，如"四逆某某汤"，这些自制方分别应对肺、心、脾胃、肾、肝五脏之病证，为其多年心血凝聚而成，疗效可靠，构成吴氏学术经验的重要组成部分。

（1）**大回阳饮**：附片 60g，干姜 30g，肉桂 12g，炙甘草 9g。

方书中回阳饮一方，系张景岳所制，为四逆汤加人参，郑钦安亦认同，其实即为《伤寒论》四逆加人参汤。本节所论大回阳饮乃吴佩衡所制，系四逆汤加肉桂，吴氏十分赏用。他认为："本方能回阳救逆，强心固肾，温中疏肝，并治一切阳虚阴盛危急大证，有起死回生之功。至若平素阳虚人弱无神者，常服数剂，易复健康，有枯木逢春，却病延年之效。"（《吴佩衡医案》）

考吴氏非常赏用此方，凡遇阳虚欲脱重症，十有八九投此，且单刀直入，不多加味，"如药稍杂，则易变证，危笃费治"。以其有"有起死回生之功"，因而演绎了很多令人钦佩的案例。

■**肺心病案**

于某，男，55 岁，中共西南局书记处书记。1966 年 4 月 16 日初诊。患慢性肺源性心脏病多年，经常住院治疗，去冬受寒后症状加重，住院经各种抗菌消炎针药治疗后，病趋加重。由专家会诊组进行抢救，病势危笃。吴佩衡受云南省委派遣，由儿子吴生元陪同，紧急飞赴成都参加抢救。

4 月 16 日抵达病房，见患者面部浮肿晦黯，口唇乌黑，十指连甲青乌，神疲，嗜卧懒言，胸闷，心悸气短，动则喘甚。喉间痰鸣，咳痰无力，恶寒发热，体温 37.6℃，汗出肢冷，下肢浮肿过膝，纳呆拒食不思饮，终日吸氧，有时烦躁不安，咳喘甚时小便自遗，大便溏而不畅。脉微欲绝，舌紫黯苔白滑而腻。

此系肺寒脾湿日久，累及心肾，致使心肾阳气衰极，已成肺脾心肾之阳俱虚之候。急宜扶阳化饮，强心温肾，以大回阳饮加味。

附片 200g，干姜 30g，上肉桂 10g（泡水兑入），法半夏 15g，广陈皮 10g，茯苓 20g，甘草 6g。4 剂，每日 1 剂，日服 2 次。

4 剂后，咳喘渐减，咳出较多黏痰，胸闷、心悸减，小便已能控制。尚嗜卧无神，不思饮食，喉间仍有痰阻，余症无明显改善。脉微细，舌紫黯稍减，苔白滑腻稍退。此药不胜病，仍以上方加重剂量治之。

附片 400g，干姜 40g，上肉桂 12g（泡水兑入），法半夏 15g，广陈皮 10g，茯苓 30g，白蔻仁 10g，甘草 10g。4 剂。

三诊：服上方后，吐痰已不费力，吐较多脓痰，胸闷、心悸、喘促等症大为减轻，面黯唇乌减，仅短时吸氧，可平卧，已思食，小便较畅，大便已不溏。唯阳神尚虚，仍少气懒言。上方再加重附片剂量为 500g，稍佐杏仁 8g。4 剂。

半月来随症加减，附片剂量增为 600g，脓痰转为大量痰涎，各症大为减轻，纳渐增，已不吸氧，口唇已不紫黯，面色渐转红润，可在室内活动。

经一月余的紧张抢救，患者已脱离危险，各项指标均改善趋于正常，唯咽部痰液培养有绿脓杆菌，认为仍有炎症，重新用抗生素，并给服重庆中医研究所同道所拟之剂。

二日后病情反复，原有之各症一一出现，且恶寒发热，体温38.6℃。专家组焦急万分，又邀请吴氏"大会诊"。是时患者咳喘频作，气短难续，喉间痰声辘辘，面唇复现紫黯，各种症状如初，且四肢逆冷，二便不禁。脉沉细而紧滑，舌晦黯，苔白滑而腻。此为心肾之阳未复，复遭寒凉，致阳气虚衰，饮邪上泛。当回阳化饮、强心固肾为治，急以大剂回阳饮加味。

附片400g，干姜40g，上肉桂15g，桂枝15g，茯苓30g，法半夏20g，吴茱萸6g，甘草10g。每日1剂，日服2次。

连日巡诊，附片逐日增至每日800g，随证酌加公丁、砂仁等。

10余日后，各症减轻，已不咳喘，饮食正常，精神渐增，二便调，活动自如，每日可外出散步。患者病情稳定，日趋康复。

按：此案症情严重，阳虚已极，吴氏径以大回阳饮投治，因痰湿壅滞而合以二陈汤。附片逐日增加，最后加至每日800g，凸显吴氏胆识。其间曾有曲折反复，吴氏慧眼明辨，终于挽此重症，请参看"吴佩衡逸事"中"胆识救治于书记"一节。

■**麻疹变证案**

甘某之女，2岁余。1924年3月出麻疹，发热，涕清咳嗽，目赤多泪；耳指冷，面部隐隐已现红点。因上年冬季曾患慢脾风证，经吴氏治疗，体质尚未复元，故未敢用发表寒凉之剂，乃主以桂枝汤加附子、细辛。

桂枝6g，杭芍6g，甘草3g，生姜10g，大枣2枚，附片15g，细辛3g。

服1剂，麻疹渐出；2剂，麻疹透齐；3剂，麻疹渐灰，但微见烦躁。因当时经验不足，竟疑为服温热药后之燥象，即用上方减去辛、附，倍芍药，加当归以补阴血，加麦冬而清烦热。

次日复诊：服上方后，脉反紧急，发热烦乱，喘挣痰鸣，鼻翼扇动，唇色青乌，舌苔白滑，指纹青黑出二关，有欲作惊风之状。此已有阴盛逼阳于外之势，当即以扶阳抑阴之四逆汤加肉桂、茯苓治之。

附片 24g，干姜 10g，甘草 5g，上肉桂 6g（研末，泡水兑入），茯苓 12g，公丁香 1.5g。

服后旋即风动，手足抽掣，角弓反张，喘挣痰鸣，鼻扇不乳，以药饮之，则涌吐涎沫，泄泻绿粪，颇属危笃。诊其脉象，已较前和缓，身热约退十分之二三。此是药与病相争之兆，亦即"若药不瞑眩，厥疾弗瘳"之瞑眩现象，告其勿疑惧，当即照原方增量主之。

附片 50g，干姜 15g，甘草 6g，上肉桂 6g（研末，泡水兑入），茯苓 12g，公丁香 1.5g。

连夜煎服，次日复诊，见其脉静身凉，已能吮乳，惟尚咳嗽略挣，大便尚泻而色渐转黄，面唇指纹青乌之色已退。照原方再服 1 剂，泄泻止，喘挣平。复以上方加黄芪 12g，砂仁 6g，去公丁香、茯苓，连服 5 剂，遂得痊愈。

原按： 此等病证，若认为阳毒热重，以清热解毒之品投之，势必变症危笃。此时虽有识者用温热药以补救之，但如剂量过轻或配伍不当，亦难生效。故应辨别阴阳，分析寒热，随症施治，则可免误治也。

■寒闭案

姚女，18 岁。因上年患白喉服寒凉药过多，以致信期不调，三至五月一至，时时"发痧"，此系阳虚血寒已极无疑。因天癸数月不至，用蚕沙二两泡酒服之，冀使通达。殊料服两小盏后，经亦未通，骤发危象，急延吴氏诊视。六脉俱绝，唇爪俱黑，面目全身皆发青，牙关紧闭，用物拨开，见口舌亦青黑，四肢厥逆，不省人事，气喘欲脱。缘由素体虚寒，且过服蚕沙酒，系寒凉之物，致成纯阴无阳之候。若用他药为时不及，急以上肉桂泡水灌之，偶咽下一二口，觉气稍平。频频灌喂，喘息渐定，稍识人事，目珠偶动，呼之乃应，脉仍不见应指。因思暴病无脉系闭，久病无脉乃绝。此乃暴病所致，肉桂强心温暖血分之寒，服之气机稍回，必有生机。约 2 小时始能言语，言其周身麻木，腹中扭痛，忽而大泻酱黑稀便。诊脉隐隐欲现，色象稍转，气微喘，试其舌青黑冰指，乃以大剂回阳饮治之。

黄附片 60g，干姜 20g，上肉桂 20g（研末，泡水兑入），甘草 10g。

次日六脉俱回，轻取弦紧、重按无力而空。唇舌青黑悉退，唯面部仍稍带青绿色，觉头晕，体痛，腹中冷痛，喜滚饮。此阳气尚虚，里寒未净，宜击鼓直追，继以上方加味治之。

天雄片 60g，干姜 12g，黑姜 12g，上肉桂心 10g（研末，泡水兑入），桂尖 12g，炒吴茱萸 6g，半夏 12g，茯苓 15g，甘草 6g。

连服数剂，厥疾遂瘳。

按：厥证无论闭脱，均系急危重症，用附子需要久煎，恐怕缓不济急。骤发危象之际，吴氏先用肉桂泡水灌服救急。然后以大回阳饮回阳救逆，药精量重，典型的经典火神派风格。

（**2**）**四逆二陈麻辛汤**：即四逆汤合二陈汤加麻黄、细辛，用治一切肺部痰饮阴证。如新老咳嗽、哮喘，咳痰清稀，白痰涎沫多者，屡用有效。如果表证明显者，吴氏用小青龙汤加附子，《吴佩衡医案》中有许多成功案例。

■**麻疹危证案**

陶某，32 岁，住上海。其三、四两子，二至四岁，在上海患麻疹，住某医院治疗。两孩均同卧于小床内，麻疹虽免，但发热不退，喘咳痰鸣，满口涎痰随时流出口外，不知曾服何药。见喂入黄果水时，仍从口中外流。颜面青黯（阴象外露），两颧发赤（虚阳外泄），唇色青紫，指纹青黑出二关，脉搏紧急（寒极之象），大便鹜溏（水寒土湿，木邪贼土），乳食不进（胃中虚寒，司运失权）。该院认为病势严重，别无他法，已感束手。余诊视后，即告以病势危笃，已成三阴寒极之症，寒痰内壅，真阳外泄，有风动或衰脱之势，急宜扶阳抑阴、温逐寒痰为主。若服后涌吐寒痰，系病除之兆。如热退喘平，尚可转危为安。遂拟四逆二陈汤加丁香、肉桂，少佐麻辛，分量加重，与两孩同服（因其病情相同，故共服一剂）。

附片100g，干姜24g，肉桂10g（研末，泡水兑入），法夏10g，广皮6g，茯苓15g，细辛3g，公丁香6g，炙麻绒3g，甘草10g。

服后均呕吐涎痰碗许，自汗淋漓，大便泄泻。发热已退十之七八，喘平十之五六，口中涎沫减去十之八九，喉间痰鸣亦减去其半，略进乳食。照原方加量去麻、辛治之。

附片130g，干姜36g，肉桂10g（研末，泡水兑入），化红6g，茯苓15g，法半夏10g，公丁香6g，甘草10g。

第二方服后又各吐涎痰碗许。第三日复诊已脉静身凉，喘平泻止，眠食较佳，咳减十之六七，颜面及指纹青紫均退。照原方去公丁香，加细辛、五味、黄芪，连进3剂，诸病痊愈。

（3）四逆苓桂丁椒汤：即四逆汤加茯苓、肉桂、丁香、白胡椒，用治脘腹阴寒疼痛。呕恶明显者，再加半夏、砂仁等。

■脘腹痛案

张某之妻，30余岁。心痛彻背，时觉腹中有气上冲心胸，心中慌跳，复见呕吐。触之腹内有癥坚痞块，痛不可当。缘由前医曾予腹部注射某药一针，其后针处硬结突起，继而扩展大如碗口。10 余日来饮食不进，微喜滚饮，虽恶寒但不见发热，舌苔白滑兼灰黑色，脉细迟欲绝。此乃肝肾阴邪为患，复因针处被寒，阴寒夹水邪上逆，凌心犯胃，如不急为驱除，缓则必殆无救。拟四逆苓桂丁椒汤治之。

附片 130g，干姜 60g，茯苓 26g，公丁香 13g，上肉桂 13g（研末，泡水兑入），白胡椒 6g（捣末，分次冲服），甘草 6g。

一剂则痛减其半；再剂则诸症渐退，痛止七八，稍进饮食。唯呕吐未止，此乃肝肾阴寒之邪未净，拟乌梅丸方治之。

附片 130g　干姜 60g，当归 26g，上肉桂 13g（研末，泡水兑入），黄连 13g，黄柏 13g，北细辛 6g，潞党参 16g，川椒 6g（炒去汗），乌梅 3 枚。

服 1 剂后，呕吐止。2 剂后，腹痛全瘳，腹内痞块渐散。继以大回阳饮，兼吞服乌梅丸 10 余剂，始奏全功。

按：本例腹痛而兼呕吐，后选乌梅丸，且"服 1 剂后，呕吐止"，颇有新意。

■胃痛案

顾某，男，年四旬。肾气虚，脾湿素重，时值酷暑炎热季节，常食西瓜凉饮，夜卧贪凉，复受冷风所袭，遂致脘腹疼痛不止，痛极则彻及心胸腰背，水米不下，汗出淋漓，辗转反侧睡卧不安，时时呻吟。吴氏诊之。颜面青黯，舌苔白滑质含青色，脉来一息两至半，沉迟无力，手足厥冷。此乃肝肾之阴寒夹水，脾湿凝聚三焦，凌心犯胃，阳不足以运行而成是状。先以上肉桂 10g 研末泡水与服之。服后旋即呕吐涎沫碗许，此为寒湿外除佳兆，继以吴萸四逆汤加味治之。

附片 100g，干姜 30g，上肉桂 10g（研末，泡水兑入），公丁香 6g，白胡椒 6g（捣末，分次吞服），吴茱萸 10g，甘草 10g。

服 1 剂，涌吐酸苦涎水两大碗，痛减其半。再服 1 剂，又吐涎水两大碗，其痛大减，遂得安卧。次晚续诊，脉已一息四至，汗止厥回，诸痛俱瘥。继以桂附理中汤 2 剂调理而愈。

按：本例胃痛，虽然用"吴萸四逆汤"，考加味中有丁香、白胡椒，显然含有四逆苓桂丁椒汤之意。

（4）**四逆五苓散：**即四逆汤合五苓散，用治肝肾病变所引起的腹水、水肿等症。值得注意的是，吴氏用本方时，从来不用五苓散中的白术，可能是嫌其壅补，不利于水湿。

■**肝硬化腹水案**

方某，男，28 岁。肝脾肿大，全身发黄已 8 年。先后在军区、省市医院治疗，疗效不显。继而出现腹水，腹围 98cm，黄疸指数 100 单位，剖腹探查，诊为"胆汁性肝硬化"。

初诊：身形羸瘦，面黄、身黄晦滞无光，巩膜深度黄染，周身皮肤干枯瘙痒而见抓痕。精神倦怠，声低息短，少气懒言，不思食，不渴饮，小便短少，色黄如浓茶，腹胀如鼓，四肢瘦削，颜面及足跗浮肿，两胁疼痛，尤以肝区为甚。肝肿大肋下 2 指，脾肿大肋下 3 指。脉沉取弦劲而紧，舌苔白滑厚腻而带黄色，少津。辨为阳虚水寒，肝气郁结不得温升，脾虚失其运化，湿浊阻遏中焦，胆汁失其顺降溢于肌肤，故全身发黄。阳虚则湿从寒化，肤色黄晦不鲜，似阴黄之候，即阴瘅证。法当扶阳抑阴、疏肝利胆、健脾除湿，以四逆茵陈五苓散加减主之。

附片 100g，干姜 50g，肉桂 15g（研末，泡水兑入），吴茱萸 15g（炒），败酱 15g，茵陈 30g，猪苓 15g，茯苓 50g，北细辛 8g，苍术 20g，甘草 8g。

二诊：服上方 10 余剂后，黄疸退去十之八九，肝脾肿大已缩小，小便色转清长，肿胀渐消，黄疸指数降至 20 单位，面部黄色减退、渐现红润之色，食欲增加，大便正常，精神转佳。患病已久，肝肾极为虚寒，脾气尚弱，寒湿尚未肃清，再以扶阳温化主之。

附片150g，干姜80g，茵陈80g，茯苓30g，薏苡仁20g，肉桂15g（研末，泡水兑入），吴茱萸10g（炒），白术20g，桂尖30g，甘草10g。

三诊：服上方6剂后，肝脾已不肿大，胁痛若失，小便清利如常。面足浮肿及腹水鼓胀已全消退，饮食、精神倍增。皮肤及巩膜已不见发黄，黄疸指数降至3单位。脉象和缓，舌苔白润，厚腻苔已退。此水湿已除，元阳尚虚，再拟扶阳温化调理，促其正气早复。

附片150g，干姜90g，砂仁15g，郁金10g，薏苡仁30g，肉桂15g（研末，泡水兑入），佛手20g，甘草10g。

服上方七八剂后，患者基本恢复健康。1年后随访，未再发作。

原按：以上病证实由阳虚水寒，寒湿内滞，肝气郁结不疏所致。阳虚则水邪泛溢，肝郁则易克伐脾土，脾虚不能健运，湿从寒化而致肝脾肿大、腹水、黄疸诸症丛生。余所拟用各方旨在温暖肾寒，疏肝解郁，健运脾湿，化气行水。寒湿内滞之证，施以温化之剂，犹如春和日暖，冰雪消融，故能治之而愈。

按：病涉肝经，吴氏在用四逆五苓散的同时，常加入厥阴经药品，如吴茱萸、败酱、佛手、川椒等，体现分经用药之旨。

■慢性肾炎合并腹水案

沈某，男，30岁。患慢性肾炎1年余，后因发生腹水肿胀，体虚弱极而送昆明某医院治疗，其效不显，于1958年12月12日邀吴氏会诊。面部浮肿，目下浮起如卧蚕，面色苍白晦滞，口唇青乌，欲寐无神，神情倦怠已极，腹内水鼓作胀，其状如匏，下肢浮肿，胫跗以下按之凹陷而不易复起，身重卧床，难于转侧。语声低弱，腹中撑胀，腰背酸胀痛楚不止，小腹亦坠胀作痛，口淡不思食，不渴饮，小便短少。舌润而色淡夹青，苔滑而灰黑，脉沉迟无力。此系脾肾阳虚，水寒土湿，寒水泛滥所致。法当扶阳温寒、化气利水主之，方用四逆五苓散加减。

附片100g，干姜40g，花椒7g（炒去汗），猪苓15g，茯苓30g，条桂15g。

服4剂，小便遽转清长畅利，面足浮肿消退，腹水消去十之六七，体重减轻21kg，腰背痛已大为减轻，仍有酸胀。稍能食，精神较增。舌苔灰黑已退，呈现白滑苔，脉转和缓。仍以扶阳温化主之。

附片100g，干姜50g，吴茱萸10g，桂枝30g，薏苡仁10g，猪苓10g，茯苓30g。

连服4剂，腹水消去十之七八，面色转好，精神、饮食较增，舌质青色已退，淡红而润，苔薄白滑，脉和缓有神根。大病悉退，阳神尚虚，余邪未净，唯有增强心肾之阳，始能效奏全功，上方加减治之。

附片150g，干姜50g，上肉桂10g（研末，泡水兑入），砂仁10g，黑丑20g，茯苓50g，公丁香10g。

服4剂后，寒水邪阴消除殆尽，善后调理1周，病愈出院。

按： 此案腹水且周身浮肿，用药不过六七味，方简量重，不愧为经典火神派风格。三诊时，"腹水消去十之七八""大病悉退"，附片由100g增加到150g；因"余邪未净"，加用黑丑峻药以攻之，俱显胆识。

（5）四逆合瓜蒌薤白汤： 即四逆汤与瓜蒌薤白汤合方，用治胸痹心痛属阴证者。

■胸痹案

杨某，50余岁。患胸痹心痛证，曾服桂附理中汤，重用党参、白术并加当归，服后病未见减。每于发作之时，心胸撮痛，有如气结在胸，甚则痛彻肩背，水米不进，面唇发青，冷汗淋漓，脉息迟弱，昏绝欲毙，危在旦夕。认为此乃土虚无以制水，阳衰不能镇阴，致下焦肝肾阴邪夹寒水上凌心肺而成是状。"然寒水已犯中宫，骤以参术、当归之峻补，有如高筑堤堰堵截水道，水邪无由所出之路，岸高浪急，阴气上游，势必凌心作痛。斯时不宜壅补过早，法当振奋心阳，使心气旺盛，则阴寒水邪自散矣。"方用四逆汤合瓜蒌薤白汤加肉桂。

天雄片100g，干姜30g，薤白10g，瓜蒌实10g，公丁香10g，上肉桂10g（研末，泡水兑入），甘草5g。

1剂痛减其半；2剂加茯苓30g以化气行水，则痛减七八分；3剂后胸痛若失。

按：本例先前治者亦用了桂附理中汤，唯其"重用党参、白术并加当归，服后病未见减"。吴氏喻称"骤以参术、当归之峻补，有如高筑堤堰堵截水道，水邪无由所出之路，岸高浪急，阴气上游，势必凌心作痛""斯时不宜壅补过早"，改予四逆汤合瓜蒌薤白汤，摒弃参术、当归之壅补之品，果获良效。

在应用附子等辛热药物治疗阴证时，是否夹用滋补之品，是温补派与火神派的重要区别。吴氏在这一点上，表现出鲜明的经典火神派风格。用扶阳诸方，绝少夹用滋补药品，即或补气药也少应用，嫌其掣肘。"正治之方决勿夹杂其他药品，如果加入寒凉之剂则引邪深入；加入补剂则闭门留寇，必致传经变证，渐转危笃费治"（《医药简述》）。

（6）四逆当归补血汤：即四逆汤与当归补血汤合方，用治阳虚不能摄血引起的出血诸症。吴氏应用本方时，经常加入阿胶、艾叶两味。

■**半产血崩案**

方夫人，35 岁，罗平县人。素患半产，此次怀孕 5 个月又堕。初起腰腹坠痛，继则见红胎堕，血崩盈盈成块，小腹扭痛，心慌目眩，气喘欲脱。脉芤虚无力、两寸且短，唇淡红，舌苔白滑，舌质夹青乌。据云，是晚曾昏厥 2 次。由素患半产，肾气大亏，气虚下陷，无力摄血，阳气有随血脱之势。以气生于肾，统于肺，今肺肾之气不相接，故气喘欲脱。以四逆汤扶阳收纳，启坎阳上升为君；佐以当归补血汤补中益气而生过伤之血；艾、枣温血分之寒，引血归经。

黑附片 150g，炮黑姜 45g，炙甘草 24g，北黄芪 60g，当归 24g，蕲艾叶 6g（炒），大枣 5 枚（烧黑存性）。

1 剂后，血崩止，气喘平，病状已去十之六七，精神稍增，仍用原方 1 剂服完，证遂痊愈。

按：下部出血诸症如血崩、便血等，以四逆汤启坎阳上升为君，佐以当归补血汤补中益气而生过伤之血，艾叶、大枣温血分之寒，此案用药堪作范例。

■**胎漏案**

范某之妻，28 岁。身孕 6 个月，因家务不慎，忽而跌仆，遂漏下渐如崩状，腰及少腹坠痛难忍，卧床不起。延至六七日，仍漏欲堕。吴氏诊之，认为气血大伤，胎恐难保，惟幸孕脉尚在，以大补气血、扶阳益气、引血归经为法，拟方四逆当归补血汤加味治之。

附片 100g，北黄芪 60g，当归身 24g，阿胶 12g（烊化兑入），炙艾叶 6g，炙甘草 10g，大枣 5 枚（烧黑存性）。

服 1 剂，漏止其半；再剂则全止；3 剂霍然，胎亦保住。至足月而举一子，母子均安。

原按： 附子补坎中一阳，助少火而生气，阳气上升，胎气始固；黄芪补中土之气，脾气健运，则能统摄血液以归其经；入当归、阿胶以资既伤之血；艾、附相伍，能温暖下元以止腰腹之疼痛；姜、枣烧黑，取其温经止血，且烧黑变苦，得甘草之甘以济之，苦甘化阴，阴血得生。阳气温升，阴血能补，则胎不堕矣。《内经》云："治病必求其本。"本固而标自立矣。若只以止血为主，而不急固其气，则气散不能速回，其血何由而止？

按： 此案似应有炮姜一药，吴氏称炮黑姜，试看"原按"中有"姜、枣烧黑，取其温经止血"之语可知。查吴氏其他血证案均用黑姜。

（7）益元暖宫汤： 由当归四逆汤合四逆汤加吴茱萸、丹参、艾叶、炙香附而成，用治妇科宫寒所致经闭等症。

■经闭案

宋某，女，27 岁，住昆明。禀赋素弱，婚后多年未孕。初始月经参差不调，每月均需中西药物调治，方能应期而潮。但每次行经量少而黑，少腹坠胀冷痛。如是二三年后，经血渐少以至闭结。曾行人工周期法诱导之，内服中药百余剂，均未获效，迄今经闭 6 年之久。症见面色萎黄不泽，神情倦怠，少气懒言，毛发稀疏而焦黄；自月经闭止以来，常感头昏耳鸣，心中烦闷；日间困倦思睡，入夜不能安眠；口淡无味，不思饮食；腰脊酸痛，腿膝酸软无力，手足厥逆，少腹亦感冰冷不适。脉象沉涩，舌质淡嫩，色黯夹瘀，苔薄白而润。此系元阳不足，冲任俱虚，血寒气滞，胞宫寒冷所致。阳虚生寒，气虚易滞，血寒则凝，经血无源，故而闭止，亦不孕育。当温扶下元，温经活血，散寒暖宫。自拟验方益元暖宫汤治之。

附片 100g，当归 15g，丹参 15g，桂枝 12g，吴茱萸 9g，炙香附 12g，细辛 6g，赤芍 9g，炒艾叶 12g，干姜 15g，甘草 9g。

服上方 3 剂后，腹部疼痛减去七八，少腹冰冷感觉减轻，尚有坠胀感。食思增进，手足四肢回温，心中已不烦闷，夜已能熟寐。脉仍沉涩，舌质淡，瘀黯稍减，苔薄白。继上方加红花 5g，以助温经活血之功。并嘱服药时，滴酒少许为引，以促其温行血脉。如服药后诸症均见好转，惟腰及少腹又复酸胀痛者，为月经欲潮之兆，幸勿疑误。

上方连服 8 剂，果如余言。于原方中去赤芍，加川芎 9g，阿胶 15g（烊化兑服），药炉不辍连服 5 剂，经水即潮，先行者为黑色血块，继则渐红。次日，腰腹疼痛随之缓解，行经 5 日而净。继以八珍汤加香附、益母、炒艾等调补气血。连服 10 余剂后，面色、毛发润泽，精神、眠食转佳。其后经信通调，应时而潮，1 年后顺产一子。

按：6 年闭经之症，判为"元阳不足，冲任俱虚，血寒气滞，胞宫寒冷所致"，从温扶下元，散寒暖宫着眼，调理月余而愈，确是火神派风格。

（8）潜阳封髓丹：系将郑氏潜阳丹与封髓丹合用而成。附子二两，西砂三钱，龟甲四钱，黄柏二钱，甘草二钱（剂量为吴氏核定）。用治虚阳上浮所致五官阴火诸症，吴氏颇为赏用。

■**牙痛案**

孙某，男，38 岁。受寒感冒，服辛凉解表银翘散 1 剂，旋即牙痛发作，痛引头额，夜不安寐，其势难忍。牙龈肿痛，齿根松动，不能咬合，以致水米不进，时时呻吟。舌尖红，苔薄白而润，脉虚数无力。辨为表寒误服辛凉，寒邪凝滞经络，里阳受损，虚火上浮。治宜宣散经络凝寒，引火归原，纳气归肾，方用潜阳封髓丹加味。

附片45g，炙龟甲9g，肉桂9g（研末，泡水兑入），砂仁9g，细辛5g，黄柏9g，白芷9g，露蜂房6g，生姜12g，甘草9g。

煎服1次，牙痛减轻，夜能安寐，再服则疼痛渐止。2剂服毕，牙龈肿痛痊愈。

按：此属阴火上浮所致牙痛，极易误为实火。论其牙龈肿痛，舌尖赤红，似属外感火热。然从病史看，受寒感冒，服辛凉之剂旋即牙痛，显然不符。舌尖虽红，但苔薄白而润，脉虚数无力，综合判断属于"里阳受损，虚火上浮"，说到底是阴火。潜阳封髓丹正为此类证候而设，另加细辛、白芷、露蜂房止痛治标，标本兼顾，2剂痊愈，效如桴鼓。

■齿衄案

王某，男，32岁。龈缝出血已久，牙床破烂，龈肉萎缩，齿摇松动，且痛而痒，屡服滋阴降火之品罔效。吴氏诊之，脉沉弱无力，舌质淡，苔白滑，不思水饮。此系脾肾气虚，无力统摄血液以归其经。齿为骨之余属肾，肾气虚则齿枯而动摇；脾主肌肉，开窍于口，脾气虚而不能生养肌肉，则龈肉破烂而萎缩。气者，阳也；血者，阴也。阳气虚则阴不能潜藏而上浮，阴血失守而妄行于血脉之外。法当扶阳以镇阴，固气以摄血，俾阴阳调和则血自归经而不外溢矣。拟方潜阳封髓丹加黑姜、肉桂治之。

附子60g，砂仁20g（研），炮姜26g，肉桂10g（研末，泡水兑入），焦黄柏6g，炙甘草10g，龟甲13g（酥，打碎）。

服1剂稍效，3剂血全止，4剂后痛痒若失。连服10剂，牙肉已长丰满，诸症全瘳。

原按：附子、肉桂温补下焦命门真火，扶少火而生气，砂仁纳气归肾，龟甲、黄柏敛阴以潜阳，姜、草温中益脾，伏火互根，并能引血归经，故此方能治之而愈。余遇此等病证，屡治屡效。如见脉数饮冷、阴虚有热者，又须禁服也。

（9）坎离丹：附片60g，肉桂15g，蛤粉12g，炙甘草9g，桂圆肉24g，生姜24g。"本方治心病不安等证，效果极好"。

按：郑钦安拟有补坎益离丹，主要用治心阳不足之证。组成：附子24g，桂心24g，蛤粉15g，炙甘草12g，生姜5片。

郑氏解曰："补坎益离者，补先天之火，以壮君火也。真火与君火本同一气，真火旺则君火始能旺，真火衰则君火亦即衰。方用附、桂之大辛大热为君，以补坎中之真阳；复取蛤粉之咸以补肾，肾得补而阳有所依，自然合一矣。况又加姜、草调中，最能交通上下。""此方功用最多，凡一切阳虚诸症，皆能奏功，不独此耳。"

吴氏所制坎离丹，显然脱胎于补坎益离丹，与后者比较，多桂圆肉一味；郑氏用桂心24g，吴氏改用肉桂15g；另外附子一药，郑氏用24g，吴氏用60g，剂量大增。

■房颤案

李某，女，72岁。2014年4月5日初诊。

房颤一年半，心率50～100次/分。几乎每天发作心悸，发时觉得心颤身亦颤，眩晕，乏力，便溏，纳差，耳鸣，鼻干，眠差，后半夜睡眠差，动则汗出。舌胖润，脉沉滑，时有结代。心电图示：阵发性房颤。前服某中医之药不效，视之乃经方炙甘草汤。查其脉证乃系心脾肾三脏阳气不足，水湿偏盛。治当温扶心肾之阳，祛除湿气。方拟补坎益离丹扶助心阳，合真武汤温肾利水。

桂心 30g，白芍 25g，附子 30g，白术 30g，炮姜 30g，海蛤粉 30g，茯神 30g，红参 10g，炙甘草 15g，龙骨 30g，牡蛎 30g，生姜 10 片，大枣 10 枚。7 剂。

复诊：心悸发作减少，余症亦轻。附子加至 45g，服后感觉头痛而胀，遂减至 40g，同时出入药物尚有黄芪、肉桂、酸枣仁、砂仁、丹参等。服药 2 个月，症情稳定，偶有发作，程度亦轻。(《关东火神张存悌医案医话选》)

按：本案房颤前，医用炙甘草汤不效，这里大有学问。在有关伤寒的研究中，有人主张"方证对应"论，有是证用是方，对有证有方的条文拿来就用。如："伤寒，脉结代，心动悸，炙甘草汤主之。"凡见脉结代、心动悸之证，无问其他，即可投之，称之为"方证辨证"，胡希恕先生"把辨方证称之为最高级辨证"。

考炙甘草汤组成以滋补阴血为主（生地、麦冬、阿胶、炙甘草、人参、麻仁、大枣、生姜、桂枝），但临床上心之阳气不足，无力推动血脉亦可以造成心动悸、脉结代之症，而且此类恐怕更多。沈阳前辈刘冕堂即曾指出："按他经亦有此症（脉结代，心动悸），是阳分大虚，虚极生寒，非姜附辛热不为功。若用此药（炙甘草汤），是速其死也。"本例即是如此，患者所现之症皆属阳虚阴盛之象，前医用炙甘草汤不效势在必然，而且这种误治较为普遍，关键是这里有阴阳之异。

（10）吴萸四逆薏苡附子败酱散：由吴萸四逆汤合薏苡附子败酱散组合而成，用治阳虚厥阴肝病。本方为作者归纳吴氏经验所成，详见"证治经验"中"肝病用药套路"一节，有例案。

（11）桂附汤：附片60g，先煮熟透。肉桂10g，研细泡水兑入。本方以附子温肾水之寒，肉桂温肝木之郁，强心而暖血中之寒，服之能使水升火降，水火既济而交心肾，盖使肝木得温升而生心血，肝藏魂，心藏神，肝郁舒畅，心肾相交，神魂安谧，用治心脏病引起之怔忡、惊悸、失眠等症颇效，弱人常服，有却病延年之功。

（三）擅用肉桂

除了附子以外，吴佩衡对肉桂的应用颇有特色，经验丰富，值得专门总结。

他认为肉桂"味甘辛，气香，性温，入足厥阴肝经，温肝暖血，破瘀消癥瘕，逐腰腿湿寒，驱腹胁疼痛，强心脏，温暖血分之寒湿。凡虚火上浮，有引火归原之效，如牙痛、咽痛、心胃痛、霍乱呕吐等症，服之颇效。加入姜附中，效力更大，有起死回生之功。阳虚肾寒，体素虚弱者，泡开水常服能却病延年，愈服愈润，阴燥证服之，生津润燥，妙不可言"。

"常服肉桂即可以温肝暖血，强心健胃。至于女子月经不调，经来腰腹疼痛，崩漏带下，心腹疼痛，产后虚寒诸病证，以及种种虚寒不足之证，服之颇效……体弱有孕，胎气不足，食少无神或胸胃时痛而加呕吐者，桂附姜三味，服之不但不会伤胎，而且安胎之至，无上妙品也。"

在《吴佩衡医案》中，用四逆汤有28例，其中25例加入了肉桂。

吴氏主张用肉桂"研细泡水兑入"："肉桂皮厚油多，性味亦厚，守而不走，专温心肝脾血分之寒，去瘀生新。服时只宜泡水，不可入煎，多煎则气体及油质挥发失效矣。"单服肉桂，可防治下列各症：

（1）夏季吃菌子中毒，呕吐或泄泻，用肉桂二、三、五钱，研细泡水，服之可解。

（2）无论真假霍乱，吐泻交作，腹中绞痛，医药不及时，急宜以肉桂三、五钱研细泡水，服之颇效，有益无损，继则延医诊治，此乃急救之法也。

（3）如遇天时反常之际，人体抵抗力薄弱，常有发寒痧等证，如医药一时不便，此肉桂一、二至三、五钱研细泡水服之立效。世风有谓发痧忌服肉桂，因不识之谬论也。

（4）如到山岚烟瘴之地，常吃点肉桂末或泡水服之，可免瘴气及霍乱吐泻等病。

（5）如乘飞机车船，遇眩晕呕吐时，吃肉桂末五分至一钱立效。步行途程较远，口中含点肉桂，可以生津液，气不喘促，亦能止行程之渴。

（6）如附子片未煮透，服之被中毒麻醉不安者，即以好肉桂三、五钱泡水服之，轻者立解，重者渐愈（切忌用冷水洗胃，每多促亡，已屡见屡闻，注意慎之为幸）。

（7）如中风不语，医药不及时，用好肉桂三、四钱泡水喂之，立即有效，得吐痰涎更妙。暂时救急，有强心化痰之作用，继则方药治之。

（8）牙痛，咽痛，心胃痛，恶心呕逆，舌苔白润，不渴饮者，好肉桂二、三钱泡水服颇效。

五、"附子病"多，阳虚者十常八九

郑钦安广用附子、四逆汤，是因为有太多的"四逆证"需要如此治疗："予每用此方（四逆汤）救好多人，人咸目予为姜附先生，不知予非专用姜、附者也，只因病当服此……予非爱姜、附，恶归、地，功夫全在阴阳上打算耳。学者苟能洞达阴阳之理，自然头头是道，又奚疑姜、附之不可用哉？"（《医法圆通·卷二》）强调"只因病当服此"。以药测证，我们尽可领略"四逆证"多见的事实。这一点是其倡导扶阳的前提。

祝味菊还提出了人体"阳常不足，阴常有余"的观点："善养阳者多寿，好戕阳者多夭。阳常不足，阴常有余，此前人所未道也。""吾人仆仆终日，万事劳其形，百忧感其心，有动必有耗，所耗者阳也。物质易补，元阳难复，故曰阴常有余，阳常不足"（《伤寒质难·第七篇》）。

吴佩衡赞成上述观点："是以人之所患，常在阳虚；治疗之方，扶阳为准。近世人智进化，身多脆薄，阳虚者十常八九，设肆意寒凉，攻伐太过，其弊诚不可胜言也。故余生生之至理及10余年读书及临证经验之所得，凡遇阳虚不惮用姜附，且以人身脆薄，药必胜病之故，分两稍微加重，岂有他哉？诚以病情病势如此，不能不如此也。"（《医验一得录》）

他常说："阴虚热者百不一二，阳虚寒者十之八九。"（《扶阳论坛》）"不是我偏用附子，而是这些被介绍来的病人，多是患的'附子病'（虚寒证），不用四逆汤不行。"

六、热药反应，应付裕如

郑钦安擅用姜附，对热药服用后的反应积累了丰富经验，这也是其擅用姜附的重要体现。吴氏对此也有深刻体会，临床应付裕如。归纳吴氏对姜附等热药反应的认识，最常见的就是呕吐痰涎，大便泄泻，其次是周身浮肿，以及原有症状如疼痛加重及出血等，有些经验可补郑氏未逮。下面举例证之。

■虚寒胃痛案

徐某，男，年四旬。患心胃痛证已 20 余年，病情日见增剧，形体消瘦，胸膈痞胀作痛，两胁满闷不舒，脘腹灼痛，痛极则彻于胸背，固定不移，从心下至脐腹隆起板硬如石，按之亦痛，腰背如负薄冰，懔懔而寒。时而泛酸，上冲咽喉，呕吐黄绿酸苦涎水，心中嘈杂，知饥而不能食，唯喜烫饮，饮而不多。大便干结难解，小便短涩，手足不温，少气无力，入夜难寐。舌淡苔白滑腻，脉来沉迟。判为病久阳虚，真火内衰，阴寒内结，脾阳不运，无力以制水邪，肝郁不疏，夹寒水上逆犯胃凌心。阳虚为病之本，寒水泛溢为病之标，法当扶阳温散寒水之邪治之，先拟乌梅丸方 1 剂，疼痛稍减，呕吐酸苦水已少。认为此病根深蒂固，非大剂辛温连进不可。

但"多年临床体验，此证每于服药之后，或见脘腹增痛，或吐酸、便泻、小便色赤而浊等征象，可一时有所表露，此乃药与病相攻，驱邪之兆。若药能胜病，犹兵能胜敌，倘畏惧不专，虽欲善其事，而器不利也，何以克服？古云：'若药不瞑眩，厥疾弗瘳。'"。吴氏将此理告于病者，遂以大剂吴萸四逆汤加味治之。

附片 150g，吴茱萸 18g，干姜 60g，上肉桂 18g（研末，泡水兑入），公丁香 5g，茯苓 30g，白胡椒 3g（研末，兑服），甘草 15g。

"服药后果然 1 剂则痛反较增，2 剂则腹中气动雷鸣，3 剂则涌吐大作，吐出黄绿苦水盈盂"。原方附片增至 200g，连进 10 剂，"愈服越见吐，痛不减反有所增之势"，脉转缓和稍有神，仍喜滚饮而畏寒。仍照前法，再进不怠，白附片用至 300g，连服 2 剂，脘腹疼痛及痞硬顿失其半，胃逆作酸已减少。继续调理十数余剂而愈，体健如常。

按：此例吴氏进以大剂姜附，预先告以可能有所反应，令患者有心理准备。及至服药后果然"1剂则痛反较增，2剂则腹中气动雷鸣，3剂则涌吐大作"，进而"愈服越见吐，痛不减反有所增之势"，当此之际，一般医家恐难守持。吴氏"仍照前法，再进不怠"，而且附子加量，让人领略吴氏胆识与经验。

■血栓性静脉炎案

杨某，男，32岁。双下肢小腿部血管胀痛，皮色发青，双足冰冷，终日不能回温。稍多行走则足软无力，胀痛难忍，步履维艰。昆明某医院诊断为"慢性血栓性静脉炎"，建议手术治疗，病者改服中药。吴氏视之，认为系阳气内虚，寒湿凝滞下焦，阳不足以温煦筋脉，遂致寒凝血瘀，血脉不通而作痛。察其脉沉迟而涩，舌质含青，杂有瘀斑瘀点，主以温肾助阳，行瘀通络之法。

附片80g，干姜30g，桂枝50g，北细辛10g，伸筋草10g，桃仁10g（捣），红花8g，甘草8g。

初服则胀痛更甚，再服觉痛麻兼作，患者疑之，遂来复诊。告之此乃阳药温化运行，行瘀通脉之效果，再服无妨。照原方去桃仁，加羌活9g，白芷9g，连服2剂则疼痛渐除，双足回温。在原方基础上加减散寒除湿活络之剂调治之，数剂而愈。

按：此例"初服则胀痛更甚，再服觉痛麻兼作，患者疑之"，吴氏胸有定见，"告之此乃阳药温化运行，行瘀通脉之效果，再服无妨"。若无经验者，恐怕只能改弦易辙矣。

吴氏温阳案中甚少夹用活血之药，唯此案加入桃仁、红花，大概因舌"杂有瘀斑瘀点"，主血瘀之故。

■咯血案

张某，男，25岁。虚劳咳嗽已经数月，始因盗汗，遗精，食少难寐，求医无效。近则午后恶寒，发热如潮，面颊及口唇色赤如艳；自汗、盗汗，夜间尤甚；痰嗽不爽，咳声嘶嘎，咯血盈碗；耳鸣，眼花，头常昏晕，气短而喘，精神疲惫，不能入寐。脉来虚数无力，舌根白腻。查所服之方，均以阴虚有热为治，病势反见沉重。盖此病良由素禀不足，肾气太亏，真阳内虚不能镇纳阴邪，阴寒水湿夹痰浊上逆于肺，阻遏肺肾升降气机。表阳失固，营阴不敛，则汗易外泄；虚阳无力统摄血液，则散漫游溢脉外而咯血；阴阳相执，虚阳被阴寒格拒于外，发为潮热。虽发热，但有恶寒相伴；脉见数，然其体状虚软无力。全属一派阳虚阴寒之象，非阴虚火旺之肺燥咯血可比。往日所治南辕而北辙，徒劳无功。唯有依照甘温除热之旨，方可挽回生机，方用甘草干姜汤加附子。

炙甘草 24g，炮黑姜 15g，附片 45g，大枣 3 枚（烧黑存性）。

服 1 剂，咯血止。再剂则喘咳稍平，精神较增，再拟四逆汤加味治之。

附片 60g，干姜、炮黑姜各 15g，西砂仁 15g，炙甘草 15g，大枣 4 枚（烧黑存性）。

服后痰多而兼杂黑血，此乃得阳药温化运行，既已离经之血随痰浊而排除。连进 4 剂，潮热退半，血痰已不见，各症均有所减。泻下黑酱稀粪为浊阴下降。脉转缓，稍有力，饮食略增，病情大有转机。照前方去大枣加倍分量，加茯苓 30g，白术 18g，连进 5 剂。颊唇赤色已退，喘定八九，潮热微作，竟得熟寐，咳痰有减，咳声较洪，此肺气之通达也。再进数剂，则潮热已不作，食思倍增，咳痰更减。

唯其周身骤然浮肿，面足尤甚。病家因见肿象，不知为阴邪始退，元气来复之兆，突生疑惧，改延他医诊视，断言"误服附子中毒"所致，主以绿豆、贝母、寸冬、熟地、洋参等药。服后是晚喘咳顿作，气滞痰涌，身热再燃。惊惶失措又复促吴氏往诊。知病家不识医理，朝夕更医，几使前功尽弃，吴以诚言相告，力主大剂辛温，逆流挽舟以回颓绝。

附片200g，干姜60g，北细辛6g，麻茸4g，上肉桂12g（研末，泡水兑入），茯苓60g，甘草24g。

服后微汗，身热始退。连进3剂后，小便畅通，浮肿尽消。遂照原方去麻茸，加砂仁15g。5剂后，咳痰减去七八，饮食、精神转增。去细辛，加黄芪、白术各30g，再进10剂，诸症悉除，以黄芪建中汤加味善后。

黄芪100g　桂尖24g　杭芍24g　附片150g，党参20g，白术20g，西砂仁15g，大枣4枚，生姜30g，饴糖30g（烊化兑入）。

按：此案四逆汤"服后痰多而兼杂黑血，此乃得阳药温化运行，既已离经之血随痰浊而排除……各症均有所减，泻下黑酱稀粪，为浊阴下降"，解释合乎情理。"唯其周身骤然浮肿，面足尤甚"。本是"阳药运行，阴邪化去"之正常反应。无奈病家不识，"突生疑惧，改延他医"，误投滋补，导致病情反复。吴氏重予温阳，立即改观，说明治法正确，绝非"误服附子中毒"。郑钦安曾专门指明："服辛温10余剂后，忽然周身面目浮肿，或发现斑点，痛痒异常，或汗出，此是阳药运行，阴邪化去，从七窍而出也。"

又如治原省立昆华医院院长秦某之独子的伤寒重症，四诊时仍用大剂四逆汤，附子用至400g，患儿日夜泄泻10余次，"秦君夫妇为此担心害怕，认为有肠出血或肠穿孔的危险，每见其子排泻大便，即流泪、惊惶不已"。吴氏当即详加解释，此由寒湿内盛，腹中有如冰霜凝聚，今得阳药温化运行，邪阴溃退，真阳返回而使冰霜化行。所拟方药皆非泻下之剂，其排泻者为内停寒湿污秽之物，系病除佳兆，邪去则正自能安，方保无虞。于是，病家疑虑始减，继续接受治疗，终至痊愈。

再如治昆明市长曾某之子伤寒重症，认为："一线生阳有将脱之势，病势垂危，颇为费治。惟有扶阳抑阴温化之法，使在上之寒水邪阴由口中吐出，中下之寒水邪阴由二便排泻使除，阳回阴退，方可转危为安。"以通脉四逆汤加吴茱萸、上桂治之，白附片用至160g，"并告知病家，倘若服药后发生呕吐涎痰或大便泻下切勿惊疑，为病除之兆，一线生机可望挽回"。服上方后，果呕吐涎水碗许，大便溏泻1次，手足温暖，脉和缓较有神，系病除之兆。继以大剂扶阳温化，白附片用至260g。服药后，又呕吐涎水约两碗，大便泻利数次，"均属冰霜化行，病毒邪阴由上下窍道溃退"之兆。继守原法，调理至痊。

第三节　经典火神派风格

出于研究的角度，作者将火神派分为广义火神派和经典火神派。只要重视扶阳，广泛应用附子就是广义火神派。所谓经典火神派，是以郑钦安为宗师，以其学说和用药法度作为标志。用药法度主要意味着两点：一是擅用附子；二是选方以经方为主，用药简练，每方多在五六味、七八味之间，加减不过一二味、二三味，法度谨严，决不胡乱堆砌药物，达到郑钦安所谓"理精艺熟，头头是道，随拈二三味，皆是妙法奇方"的地步，是为"经典火神派"。

吴佩衡是火神派最忠实的传人，称得上郑钦安之后火神派第一人，可以说是经典火神派最突出的代表，下面分析其用药特色，说明这一点。

一、倡用经方，可治万病

吴佩衡推崇仲景学说，认为："《伤寒论》活方活法，可治万病而有余。"《伤寒论》"方虽百余……足以尽治万病而有余，此余之所以拳拳而服膺也"。(《医验一得录》)

因此他擅用经方，在《吴佩衡医案》中，总计89案，使用经方者即达76案，占全部案例的85.3%。最常用者，阴证用四逆辈10方37案，认为"只要切实掌握此10方，且能圆通运用，即可治疗百数十种比较疑难之病，其功用亦不小矣"。10方如四逆汤、通脉四逆汤、通脉四逆猪胆汤、四逆人参汤、茯苓四逆汤、干姜附子汤、白通汤、白通加人尿猪胆汤、吴萸四逆汤、甘草干姜汤，还有大回阳饮也应归入此类。此外，麻黄附子细辛汤8案，含附子方如真武汤、乌梅丸等6案，多系经方。

阳证用方主要是白虎汤、承气汤、麻杏石甘汤、黄连阿胶汤等，约占阳证用方的80%，同样也是经方为主。

如《伤寒论》原文35条：太阳病，头痛，发热，身疼，腰痛，骨节疼痛，恶风，无汗而喘者，麻黄汤主之。

吴按： 根据编者经验，不论男、妇、老、幼，凡寒邪伤太阳的肤表证，在于体质较健者，服麻黄汤1次，无不立效。偏于热兼阳明经者，以麻杏石甘汤或大青龙汤辛凉解表，并不伤阴。偏于寒兼少阴经者，以麻辛附子汤或麻黄附子甘草汤温经解表，并不伤阳，实为特效之良剂……

至于时方之香苏散、人参败毒散、荆防败毒散、桑菊银翘散、十神汤、九味羌活汤、参苏饮、升麻葛根汤、柴葛解肌汤、补中益气汤等，对于一切外感证，亦有一定疗效，但不如仲景经方之妥切。盖经方是从六经立法而来，医者如能分经辨证，随证处方施治，效如桴鼓。同时，羌、独、荆、苏等之辛散比麻、辛、桂更甚。编者在临床实践中，每见体质较弱者，服羌活三四钱的发表方剂，造成大汗亡阳后果者，实不乏其人，何以只畏惧麻、辛、桂之温散，而不畏惧羌、独、荆、苏等辛散过甚之剂呢？"（《吴佩衡伤寒论讲义》）

按：太阳证极力倡用经方，"实为特效之良剂"。同时指出时方"不如仲景经方之妥切""羌、独、荆、苏等之辛散比麻、辛、桂更甚"，见解颇为独到。

之所以赞赏吴氏擅用经方，当然是因为经方疗效确切，清代名医汪莲石说："究竟从伤寒入门者，自高出时手之上。"刘渡舟说，经方"有鬼斧神工之力，起死回生之妙"。学习吴佩衡，就应该大力继承经方。

应该指出，吴佩衡运用经方是纯正的，大多数用原方，加减药物审慎，一般不过一二味，观本书例案便知。

二、用药简练，不超过 10 味

吴佩衡常说："用药如用兵，兵不在多而只在精。"故其处方药味少，一般不超过 10 味，这一点十分突出。他一生钦佩 3 位医家：仲景、郑钦安、黄元御，认为"后两人对仲景学说均有较深入的认识及阐发"。但他对两位的用药风格却有褒有贬：黄元御"理论认识深刻，惜乎临证不足，用药多驳杂不精""郑钦安用药得体，辨证确切"。（《著名中医学家吴佩衡诞辰 100 周年纪念专辑》）

对黄元御用药"驳杂不精"，不无差评，郑钦安"用药得体"

则表赞赏。所谓"用药得体"，应该就是"经方为主，用药简练"两条原则，所以说吴佩衡是经典火神派的突出代表。

有学者指出："方药精炼为吴氏的用药特点。药无次序，兵无纪律，兵力分散，药力相抵，欲破敌愈病者鲜矣。故吴氏用药不杂掣肘之剂，崇尚仲景方药法度，守之而不泥，变之而不悖。"

"吴氏用药不尚繁芜，唯求力专，君臣佐使朗若列眉，反对用药'**牛屎拌马粪**'，没有目标，不分主次，杂乱相投，反使药力自毁医手。每取胜于四五味之间。"

"盖天下之病，变态虽多，其本则一，但摧其坚，夺其魁，拔其本，则诸症尽除。阳气亢极但用纯阴之剂，不杂一毫阳药，育阴正以济阳；阴气极甚，但用纯阳之剂，不杂一毫阴药，扶阳正以济阴；病在表则辛散以汗，不混一毫里药，表解而里自和，所谓澄其源而流自清，灌其根而枝乃茂。若不洞察真谛，直取其本，而面面俱到，广络原野，则必事倍功半，徒劳而已。"［李继贵.论吴佩衡中药十大主帅的立论基础.云南中医学院学报，1993（1）：7-10］

观吴氏各案，法度严谨，用药专精，每方不过四五味、七八味，不超过10味，药力既专，功效则著。统计《吴佩衡医案》89案中，以初诊处方用药统计，用药在8味以内者62例，占71.3%，10味以内者80例，占91.6%。

《医药简述》所载14案的处方，用药最多者10味，有3例；用药最少者4味，占4例；6味药者5例，7味药者1例，8味药者1例。绝大多数经2～3诊则愈。可见吴氏辨证恰当，用药精炼，效专力宏。许子建教授在悼念吴佩衡的挽联中有句："悟彻伤寒论精微，用药处方不超10味。"（《著名中医学家吴佩衡诞辰100周年纪念专辑》）"不超10味"，确实说到点子上。

阴证如此，治热证亦如此，仅举一例。

■ **春温案**

曾某，男，20岁。于1924年2月患春温病三日，脉来浮数，发热微恶寒，头疼体痛。面垢，唇赤而焦，舌苔白而燥，尖绛，渴喜冷饮，小便短赤。此系春温病邪热内壅，外有表邪闭束，遂成表寒里热之证，以麻杏甘石汤主之。

麻黄12g，生石膏30g（碎，布包），杏仁10g，甘草6g。

服1剂后，俄而汗出淋漓，脉静身凉，霍然而愈。

按： 本例春温选用麻杏甘石汤，原方4味药不加不减，堪称简练；一剂即霍然而愈，是谓神效。

如此简练的用药风格，应该说是一种境界，一种功夫，需要多年修炼。明代川医韩飞霞说："处方正不必多品，但看仲景方何等简净。""简净"二字说得传神。当我们看到吴佩衡用大回阳饮4味药治愈疗肺脓疡重症、寒闭、麻疹危症、癫狂等厥脱重症，用白通汤加肉桂4味药治愈原省立昆华医院院长秦某的儿子、前昆明市市长曾某儿子的重症伤寒病发热多日不退时，除了钦佩其胆识，还应该感慨其用药之简练能挽回如此重症，后辈恐怕至今难以企及。

《洛医汇讲》中有一句话说的好："用方简者，其术日精；用方繁者，其术日粗。世医动辄以简为粗，以繁为精，衰矣哉。"用方繁简，亦即用药多少，确实可以作为衡量医术高低的一个标准。

吴佩衡主张，"正治之方决勿夹杂其他药品，如果加入寒凉之剂则引邪深入，加入补剂则闭门留寇，必致传经变证，渐转危笃费治"（《医药简述》）。例如他用四逆汤合五苓散治腹水、水肿几个案例，几乎不用五苓散中的白术，可能是嫌其壅补，不利于水湿。

经典火神派是一种较为纯正的境界，一般人不容易达到。只有吴佩衡、范中林、黎庇留等几位大家才有这种风范，堪称典型代表。

从以上两章可以看出吴佩衡的学术套路，主要是以《内经》《伤寒论》及郑钦安为宗，形成自己的独特风格。曲靖地区中医院名誉院长韩统勋先生曾赠写一联，对此概括得十分到位："学邃灵素究阴阳，术继长沙阐筚南。"其中"灵素"指《内经》，"长沙"指伤寒，"筚南"则指郑钦安。(《著名中医学家吴佩衡诞辰100周年纪念专辑》)

为什么称吴佩衡为经典火神派？当然因为他具备经典火神派的风格。诚然，其学术源于伤寒派，事实上包括郑钦安在内的经典火神派，都是在伤寒派的基础上发展而成的，但与伤寒派又有不同，可以说是青出于蓝，而不同于蓝。二者之区分，简单点说就在于对附子的广用和重用上，在剂量、应用范围方面有所突破，超出伤寒用药法度，从而使得吴佩衡形成了自己独特的风格，显然吴氏声望不是一般伤寒医家所可比拟的。

作者认为，在掌握基础理论的前提下，培养一种学术个性、学术特长是应该鼓励的。说实话，大多数名家确实是因为某方面的特长而闻名的，像民国时期的北京四大名医，沪上十大名医，这些当年叱咤医坛的名医各有一手，特长就是他们的招牌。像施今墨善治内伤杂病；上海顾筱岩擅治疮肿，人誉"疔疮大王"；张骧云善治伤寒病，民间有俗话"得了伤寒病，去找张聋聩"（张氏因为耳聋所以叫"张聋聩"）。他们如同京剧四大名旦那样各领风骚。

小结：吴佩衡是火神派的最重要的传人之一，经典火神派的代表，忠实地传承了郑钦安的学术思想。强调阴阳学说为中医理论的精髓，长于使用经方，擅用附子，胆识过人，在重用附子、广用四逆汤等方面较郑钦安有过之而无不及，值得认真学习与继承。

第四章

证治经验

一、阳证擅用石膏大黄

火神派不仅擅用姜、附热药，而且也擅用硝黄、石膏等凉药，郑钦安称"附子、大黄为阴阳二证两大柱角"，对白虎汤、承气汤等清热泻火剂的使用都十分纯熟。"白虎汤一方，乃灭火救阴之神剂也……大承气汤一方，乃起死回生之方，亦泻火救阴之方也。"（《医理真传·卷三》）

祝味菊曾言："人第知吾擅用附子，而不知吾勇于任寒也。""能用热者，必能任寒。"（《伤寒质难》）

这话同样适用于吴佩衡，如其所言："左有青龙，右有白虎，前有承气与泻心，后有四逆与真武。"他的医术无疑是全面的。他对阴虚、火热阳证的辨治也积累了丰富经验，对白虎汤、承气汤等清热泻火剂的使用都十分纯熟。如对阳明腑证，创立了白虎汤、承气汤合用之例，在其医案集中，6例阳明腑证案例均系白虎承气合用，剂量超常，确属高手。

"他认为瘟疫、温病为'壮火食气'之证，对人危害匪浅，论治之时，决不能对瘟毒、热邪容忍姑息。本着《黄帝内经》'壮火之气衰，少火之气壮，壮火食气，气食少火，壮火散气，少火生气'及'亢则害，承乃制'的基本精神，对热盛灼阴之证，当机立断，施以"急下存阴"或"养阴制阳"的治疗方法。他创用了白虎（汤）、承气（汤）合方，经腑两燔并蠲，挽救了阳极似阴的垂危重症。针对疫邪盘踞募原而有弛张之势者，巧妙地在达原饮中加用了石膏，杜绝了邪陷内传的不良后果。"（《中华中医昆仑·吴佩衡卷》）

"他有志在《伤寒论新注》脱稿之后，再编一部《温病学讲义》来证明吴老并非长于辛温而专治伤寒，而且也能苦寒清热、甘寒生津来施治温病。"（《著名中医学家吴佩衡诞辰 100 周年纪念专辑》）

■阳极似阴证案

张某之妻，年四旬余。体质素弱，患痰饮哮喘咳嗽多年，屡服滋阴清肺之药罔效，余拟以小青龙汤加附子及四逆二陈加麻辛汤等治之。服 10 多剂后，病愈而复健康。数年后感染时疫，初起发热而渴、头体痛。某医以九味羌活汤加麻黄、桂枝 1 剂，服后则汗出而昏厥。

延余诊视，脉沉伏欲绝，肢厥肤冷，唇焦齿枯，口不能张，问其所苦不能答。此系瘟疫误表过汗伤阴，疫邪传入阳明，复感少阴君火，热化太过，亢阳灼阴，真阴欲绝，邪热内逼，致使真阴外越，遂成阳极似阴之证。急与清热养阴生津之剂，方用生脉散煎汁，频频喂服。

米洋参 10g，麦门冬 26g，北五味子 6g，生甘草 6g。

药汤下咽后数刻，脉来沉数，肢厥渐回，口气仍蒸手。邪热未溃，仍照前方加生石膏 50g，生地 40g，知母、贝母各 30g。

是晚再诊，脉来洪数，人事稍清，视其苔黄黑而生芒刺，壮热渴喜冷饮，小便短赤，大便燥结不通。《内经》云："热深者，厥亦深也。"今得前二方以济之，促其真阴内回，阳热始通，故反呈现壮热烦渴饮冷等症，邪热内炽燥结阳明，真阴仍有涸竭之虞。当即主以凉下救真阴，拟白虎承气汤加味 1 剂。

生石膏 26g，知母 16g，沙参 16g，生大黄 10g（泡水兑入），枳实 13g，厚朴 13g，芒硝 6g，生甘草 6g，黄连 5g，生地 16g。

服 1 剂后，大便始通，苔刺渐软，身热稍退。又服 2 剂，热退六七，口津稍回，仍渴喜冷饮。续服第三剂，乃下黑燥粪，恶臭已极，热退七八，已不见渴，稍进稀粥。又照此方去枳、朴，加天冬、麦冬各 40g，连进 2 剂后，脉静身凉，津液满口，惟尚喜冷饮。仍照原方去芒硝，并将石膏、大黄减半，加入当归 16g，杭芍 13g，连进 4 剂而愈。继以四物汤加党参、黄芪，调理 10 余日而康复。

原按：此阳极似阴危笃之证，连进凉下 9 剂，始将疫毒邪火扑灭净尽，转危为安。本证燥热合邪，消灼真阴，津液涸竭，危在旦夕。如不用釜底抽薪之法，连用大凉大下之剂，万难奏效。诚言有是病用是药，如方药对证，石膏、大黄亦妙药也。

按：吴氏治疗实热之证，用凉药之重不下于用桂附热药，且白虎汤合承气汤，清下并用，即仲景亦未用过，颇见胆识。

■张某，男，22 岁，四川会理县军士。1921 年 3 月值瘟疫流行，被染者而发病。发高热已 10 日，延余往诊，刚到该处，见另一军士搀扶病者出门外小解，小便清长如水，旋即目珠上视，其势欲脱。速诊其脉，沉数而细，唇焦口燥，苔黄黑而起刺，以手试之，则口气蒸手。仓卒之时，药石不济，恐阴液脱绝，急以冷水灌之，连喂两碗，目珠始返回如常，神识转清。

询及病已 10 日，壮热烦渴，大便不通，小便短赤，曾服发表退热药数剂，汗后身热不退，反见溺多清长。此系邪热内盛，复被发表劫汗，重伤阴液，逼阴外脱之险象，急宜凉下以救真阴，主以承气白虎汤治之。

生石膏30g（碎，布包），知母13g，枳实13g（炒，捣），生大黄16g（泡水兑入），厚朴13g（炒），芒硝10g，川黄连10g，粳米10g。

次日复诊，大便已通，下出酱黑燥屎若干，身热已退六七，小便反见短赤，此邪热已经溃退，阴液尚未恢复，脉仍沉数，喜饮清凉，照原方去黄连，加麦冬26g。

再诊，舌苔已退净，津液满口，渴饮止，神食较增，小便已清利如常。遂照原方去石膏，加黄芪26g，生地改为熟地15g，连服3剂而愈。

■张某，男，30岁。1924年3月，感瘟疫之邪而病，服前医之方香苏散合升麻葛根汤等2剂未效。病已八九日，延余诊视。壮热烦渴饮冷，谵语烦躁，大便不通，小便短赤，脉来洪数，舌苔黄而生芒刺，唇赤而焦，鼻如烟煤而干燥。此系瘟疫邪气传里入腑之证，邪热内甚，形成亢阳灼阴，真阴涸竭，急当釜底抽薪，凉下以救真阴。拟白虎合承气汤方加减治之。

生石膏30g，知母13g，生甘草6g，白粳米13g，寸冬16g，生大黄13g（泡水兑入），芒硝10g，厚朴13g（炒），枳实12g（炒、捣碎），生地13g。

服后下出硬结燥屎1次。次日复诊，病状已减，壮热较退，口津略生，因嘱照原方再进1剂。

三日复诊：服药后又解润大便3次，身热退去其半，谵语止，烦渴已减。拟用加味人参白虎汤，养阴生津并除余热。

人参24g，生石膏24g（碎，布包），知母12g，寸冬15g，生地 15g，黄连 5g，玄参 10g，枳壳 12g，大黄 6g（泡水兑入），甘草 6g，粳米一撮。

服后当晚夜半，忽而肢冷畏寒，继则抖战不可忍，旋即大汗如洗，热退肤冷，脉微欲绝。斯时病家惶恐不已，促余再诊，视之则患者脉来缓弱，舌润，口生津液，渴饮已止，呼吸平和。当即告之，此名"战汗"，为病退之兆，切勿惊扰，但可温覆，否则战汗出而中止，病当不愈。

四日清晨续诊：唇舌润，苔皮脱，津液满口，已脉静身凉。大病悉退，进稀粥两碗。继以生脉散加当归、生地、杭芍养阴生津，服 2 剂而愈。

原按："壮火食气"为本病之症结所在。邪热太盛，亢阳灼阴，真阴涸竭，患者危在旦夕，今得凉下连进，邪热溃退，真阴来复，正气胜邪，"战汗"之作，实为病愈佳兆。吴又可《瘟疫论》曰："忽得战汗，经气输泄，当即脉静身凉，烦渴顿除。"证诸临床，乃切实之经验。

■吴某，男，15 岁。于 1921 年 3 月延余诊视。发热不退已 11 日，面红唇赤而焦，舌红苔黄而无津，虚烦不得卧。食物不进，渴喜冷饮，小便短赤，大便不解，脉来沉细而数。查其先前所服之方，始而九味羌活汤，继则服以黄连、栀子、连翘、黄芩、银花、象叶、薄荷等未效。

此系春温病误以辛温发散，又复苦燥清热，耗伤真阴，琊热内蕴，转为少阴热化证。拟黄连阿胶鸡子黄汤治之。

黄连 10g，黄芩 12g，杭芍 24g，阿胶 10g（烊化兑入），鸡子黄 2 枚。先煎芩、连、芍药为汤，稍凉，兑入已烊化之阿胶，再搅入生鸡蛋黄二枚和匀而服。

服 1 剂后即得安静熟寐，烦渴已止，唇舌转润，脉静身凉。

继以生脉散加生地、玄参、黄连。

米洋参 10g，寸冬 15g，五味子 5g，甘草 6g，玄参 10g，生地 12g，黄连 5g。

上方连进 2 剂而愈。

按：吴佩衡治瘟疫 3 例，皆投达原饮，均加石膏、大黄两味峻药，剂量亦重，同样显现出胆识。

■瘟疫病狂汗案

张某，男，四川人，24 岁。禀赋充盛，1920 年 4 月感瘟疫病邪。病已 3 日，延余诊视。发热而渴不恶寒，小便短赤，大便 3 日未解，脉来洪数，舌苔白腻如积粉，舌尖绛红而燥，面部垢腻。此系募原疫邪有渐入于里化热之势，宜输转募原之邪，兼消入里之热，加味达原饮治之。

槟榔 13g，厚朴 10g，草果 10g，知母 13g，杭芍 16g，黄芩 13g，甘草 6g，生石膏 30g，葛根 13g，大黄 13g（泡水兑入）。

服 1 剂后，病者旋即发狂乱奔，病家以为误服凉药之咎，促余再行诊视，见其口舌转润，脉象已较前转平，且有微汗。当即告知病家，此乃"狂汗"，系病退之征，稍待汗出即愈，遂嘱再服前药。服药一碗，即令使覆卧。俄顷，大汗淋漓，约三刻钟后狂躁止，脉静身凉，霍然而愈。

原按：吴又可《瘟邪论》云："狂汗者，伏邪中溃，欲作汗解，因其人禀赋充盛，阳气冲击，不能顿开……"今得药力相助，输转募原之邪以达于表而解，邪随汗去，则狂证焉有再作之理。

■瘟疫病小儿热极抽风证

郑某，2 岁，住四川省会理县南门外近郊。1921 年 5 月，因邻居患时疫而被传染，某医以祛风解表治之，愈进愈危，延余诊视。时高热已 6 日，壮热渴饮，唇赤而焦，舌苔黄燥，指纹粗而色紫，脉沉数。大便已三四日不解，小便短赤，饮食不进，角弓反张之状，时而疯瘛抽掣，喘挣不已，视其症状颇危。此系疫邪传里与阳明燥气相合，热甚伤阴之证。复被祛风解表，更耗散阴血，以致津枯液涸，血不荣筋，血虚筋急风动遂成是状，所谓热极生风之证也。乃拟达原饮去草果加石膏、大黄清热下结，输转达邪治之。

杭芍 13g，黄芩 6g，槟片 6g，知母 6g，甘草 3g，生石膏 13g（碎，布包），大黄 6g（泡水兑入）。

服 1 剂，二便通利，病退四五，抽掣筋急已止；再服 1 剂，则病退七八。继以生脉散加生地、当归、杭芍、石膏，连进 2 剂而愈。

二、血证多从扶阳着眼

郑钦安对各种出血病证积累了十分丰富的经验，见解不同凡响。市俗多认为血证以热证多见，郑氏则认为阳热引起者少见，阳虚引起者多见，"十居八九"。他说："失血之人正气实者少也，正气一衰，阴邪上逆，十居八九，邪火所致十仅一二。""宜苦（寒）者，十仅一二，宜辛（热）者十居八九。"（《医法圆通·卷四》）这一点确为真知灼见，是他关于血证最独到的观点。

吴佩衡继承郑氏，对各种出血病证多从阳虚失摄着眼，以扶阳止血为法，积累了十分丰富的经验。在《吴佩衡医案》中，有咯血、衄血、便血、崩漏、胎漏等各种血证 10 案，均从扶阳着眼，以大剂附子治之，皆收止血愈病佳效。

■鼻衄欲脱案

秦某，男，64 岁。素多痰湿，咳嗽多年。昨因咳嗽气急上涌，忽然鼻血不止，注射止血针剂不效，延吴氏急诊。面色惨淡，鼻衄不止，冷汗淋漓，沉迷无神，气息低弱呈奄奄一息状。舌淡夹青而少血色，脉芤虚欲散，二三至而一止。辨为气虚不能摄血，阳虚不能守阴，复因咳嗽挣破血络而衄。病势颇危，有阳气外脱之势，急宜扶阳收纳，若能血汗均止，尚有生机，以参附汤加味急救。

附子 30g，人参 10g，炮姜 6g，甘草 3g，大枣 2 枚（烧黑存性）。

服 1 剂则效，衄减，神气转佳；再剂血汗均已得止。原方加黄芪 24g，附子增为 60g，连服 2 剂，唇舌色已红润，脉来和缓有神，继续调理而愈。

按：此证一派阳虚欲脱之象，辨之不难。难的是除炮姜一味外，未用止血药，而以大剂附子扶阳为主，"血汗均已得止"，尽显火神派风格。

月经诸证，须识阳虚。各种月经病证，世习也多以血热阴虚论处，郑钦安独具慧眼，"总之众人皆云是火，我不敢即云是火，全在有神无神处仔细详情，判之自无差矣。"（《医法圆通·卷二》）吴佩衡继承郑钦安观点，多从阳虚失于固摄着眼，以扶阳止血为法，例案不少。

■经行血崩案

杨某，女，41 岁。适值月经来潮，抬重物用力过猛，骤然下血如崩。先后诊治，皆云血热妄行，服用清热、止血之剂，血未能止，迁延 10 余日，以致卧床不起，延吴氏诊治。面色蜡黄，精神疲倦，气短懒言，不思饮食，手足不温。经血仍淋漓不断，时而如潮涌出，皆清淡血水兼夹紫黑血块，腰及小腹酸胀坠痛。舌质淡，苔薄白少津，脉沉涩。此乃阳气内虚，冲任不守，气不纳血，血海不固，致成崩漏之证。方用大回阳饮加人参扶阳固气。

附片 120g，吉林红参 9g，炮黑姜 9g，上肉桂 9g（研末，泡水兑入），甘草 9g。

服 2 剂后，流血减少其半，血色淡红，瘀块减少，呼吸已转平和，四肢回温。原方加炒艾 15g，阿胶 24g（烊化分次兑服），炒白术 9g，侧柏炭 9g。连服 3 剂后，流血大减，仅为少量淡红血水，精神饮食增加，面色已转润泽，舌质显红润，苔薄白，脉缓弱，已能起床。阳气回复，气血渐充，欲求巩固，仍须与甘温之剂调补之，以四逆当归补血汤加味。

附片 90g，黄芪 60g，当归 30g，干姜 15g，上肉桂 12g（研末，泡水兑入），炒艾叶 15g，阿胶 12g（烊化，分次兑服），甘草 9g。

连服 5 剂，流血全止，精神、饮食基本恢复，颜面唇舌已转红润，脉象和缓，能下床活动。继服四逆当归补血汤加上肉桂、砂仁，服 20 余剂，气血恢复，诸症获愈。

按：崩漏之证，出手即用附子 120g，药仅 5 味，不加冗药，确为经典火神派风范。大回阳饮再加艾叶、阿胶、肉桂、砂仁等药，俱可借鉴。

■半产血崩案

方夫人，35 岁，罗平县人。素患半产，此次怀孕五月又堕。初起腰腹坠痛，继则见红胎堕，血崩盈盈成块，小腹扭痛，心慌目眩，气喘欲脱。脉芤虚无力、两寸且短，唇淡红，舌苔白滑，舌质夹青乌。据其丈夫云，是晚曾昏厥 2 次。由素患半产，肾气大亏，气虚下陷，无力摄血，阳气有随血脱之势，以气生于肾，统于肺，今肺肾之气不相接，固气喘欲脱。以四逆汤扶阳收纳，启坎阳上升为君；佐以当归补血汤补中益气而生过伤之血，艾、枣温血分之寒，引血归经。

黑附片 150g，炮黑姜 45g，炙草 24g，北黄芪 60g，当归 24g，蕲艾叶 6g（炒），大枣 5 枚（烧黑存性）。

1 剂后，血崩止，气喘平，病状已去十之六七，精神稍增，仍用原方 1 剂服完，证遂痊愈。

按：下部出血诸症如血崩、便血等，以四逆汤启坎阳上升为君，佐以当归补血汤补中益气而生过伤之血，艾叶、大枣温血分之寒，2 剂即收痊愈之功，吴氏此案用药堪作范例。

三、麻疹分顺、险、坏、逆四证

吴佩衡用附子治麻疹险、逆之证，民国年间即享誉天下，已故名医何绍奇先生曾经提到这一点："这一派（指火神派）不仅善用附子、干姜起大症重症，惊世骇俗，在全国独树一帜，而且还不断地发扬光大。如祝味菊用附子治高热心衰，吴佩衡用附子治麻疹险症，历百余年而不衰。"（中国中医药报，2003-02-17）

整体而论，吴氏认为"麻疹病程可见顺、险、坏、逆四证。顺证不必服药，如延医施治，须慎用寒凉及过表之剂，以免变证莫测。只宜调和营卫，稍佐解表之品，如仲景桂葛汤极为合宜。"（《麻疹发微》）

他认为小儿是稚阳而非纯阳，不宜过于表散，更不宜动辄使用清凉苦寒药物。必须分析虚实寒热，随证施治。

重要的是，吴氏认为凡属虚寒小儿只有放胆使用四逆、白通等汤，才易挽回颓绝："体弱昏迷无神，疹出性慢，色象不鲜，服白通汤一二剂，即能使疹子出齐，平安而愈。如此治法，在麻疹方书上虽不易见，但麻疹既不得发越外出而现阴盛阳衰之象，投以白通汤扶心肾之阳，故疗效甚速。倘再误施寒凉，则正愈虚而阳愈弱，无力托毒外出，反而内攻，必致衰脱危殆。无论痧、痘、麻、疹，一旦病势沉重，必须认真辨别阴阳，不可固守一法。证现阴象，必须救阳；证现阳象，必须救阴。方有回生之望。"（《吴佩衡医案》）这是吴氏独到之处，在国内甚有影响。

他最突出之处在于出现险、逆之证，倡用大剂扶阳救逆，挽救小儿不计其数。在《吴佩衡医案》中，有麻疹变证属阴寒者8案，均以附子、白通汤为主，扶阳挽逆，获得成功。下面引录几则。

■代某，3岁，1937年3月出丹痧，初起发热、咳嗽，目赤多泪，咽痛不思饮食，面赤而颈项隐隐现点疹，细密而皮肤泛红，色象不鲜，视其胸背亦然。气吸迫促，沉迷无神，脉浮紧，指纹色赤偏黯，苔薄白、稍糙。拟桂葛汤稍加薄荷、防风剂以托表透疹。

葛根12g，桂枝12g，防风6g，薄荷3g，生姜10g，小枣5枚，甘草6g。

服后疹又渐出，但色象仍不鲜。此因素禀体弱，正气较虚，外托无力。继以桂甘姜枣麻辛附子汤扶阳透表主之。

附片30g，桂枝12g，麻茸5g，北辛3g，小枣6枚，生姜10g，甘草6g。

服1剂后，疹即透出；再剂则遍身疹出稠密成片，色转红活，白苔已不现，舌色红而娇艳，此为疹毒外出之象，继以桂枝加附子汤加黄芪治之。服后疹出渐灰，脉静身凉而愈。疹退后周身脱皮如膜片，肢干脱皮有如蛇蜕之状。

■姚某，3岁。初病发热咳嗽，某医以升提表散而佐清凉之剂。2剂后，麻疹隐隐现点，色象不鲜，发热已五六日，尚未出透，延吴氏诊视。患儿昏迷无神，判为邪陷少阴而呈但欲寐之情，麻疹不能透达，若再迁延，势必转危，即以白通汤1剂。

附片60g，干姜15g，葱白4茎连须根。

服后，疹出透而色转红活，再剂则疹已渐灭，脉静身凉，食增神健而愈。

■余八女儿，1岁，体质较弱，忽又发热而加咳嗽。以为感冒风寒，即以桂枝汤治之，不料服后更觉发热而加惊烦。值余出诊，内人以为内有伏热，即以芍药甘草汤加麦冬煎汤喂之。发热虽退，但脉来紧急，呼吸迫促，不喜吮乳，观之则面项上隐隐现出紫黑疹点，始告之为麻疹，绝不能再服寒凉之剂，若不设法将麻疹升提发泄出来，必至危殆。白附片300g加入甘草数钱，煮沸后与服两茶盏。隔约1小时之后，麻疹渐出，色亦转红活。又复发热，再加干姜30g，频频喂之。其喘促更甚，鼻翼胸部均扇动，咳嗽声哑，哼挣不息。每半小时喂药1次，均呕吐涎痰（寒痰温化由上窍排除）。

下午又煎附片300g，干姜30g，上肉桂6g（泡水兑入），日夜频频喂之。病势虽如是沉重，但麻疹逐渐透达。每日仅服汤药，乳食不进。次晨仍照原方早1剂，晚1剂，3日夜共服附片6个300g，仍继续呕吐痰涎和泄泻稀粪，疹方出透渐灰，鼻扇喘挣始平，发热亦退，且乳食已进，遂平息而愈。（《麻疹发微》）

■**麻疹危证案**

严某，4岁，出麻疹已六七日，疹出已齐渐灰，但发热不退，舌苔白滑不渴饮，唇色青紫焦燥而起血壳，脉沉细而紧，大便泄泻，小便赤而长，下午夜间发热尤甚，烦躁不寐，咳嗽痰滞难唾，食物不进，精神缺乏。其证已转危笃，复查所服方剂，始而升提发表，继则养阴清热解毒，以致阴寒之气益甚，逼其真阳外越，故见内真寒而外假热，且有衰脱之势，姑拟白通汤加味治之。

附片60g，干姜15g，葱白4茎，肉桂6g。

次日复诊，服药后旋即呕吐涎痰盏许，咳嗽已松，夜已能寐二三小时，泄泻次数减少，略进稀粥半杯。视其身热渐退，脉较缓和，唇口流血已止且较润，均为大有转机之象，仍宜扶阳抑阴，以四逆汤加味主之。

附片90g，干姜25g，甘草9g，法半夏9g，上肉桂6g，化橘红6g。

三诊病状已大松，脉静身凉，夜已熟寐，白苔退去十之八九，唇舌红润，津液满口，食量较增，咳嗽亦止。再以四逆汤加北黄芪、砂仁连进2剂，诸症痊愈。

按：此证舌脉、神色一派阴寒之象，再察"始而升提发表，继则养阴清热解毒"，而病势转重，可以判定阴证。其"唇色青紫焦燥而起血壳""烦躁不寐"则属虚阳外越之象，极易误解为阴虚燥热。

四、肝病用药套路

吴佩衡对肾病、心病、脾胃和肺病都研制了相应经验方（见"吴氏自制方"一节），可以说都是成熟经验，唯其对肝病似无确定之方。其实他治疗了很多肝病，且大多系疑难病症，疗效很好，应该说已经形成较为成熟的套路。本节根据吴氏肝病案例，归纳总结一下其肝病组方用药之经验。

关于厥阴病主方，郑钦安基本上认定为吴萸四逆汤："诸阴之脉至颈而还，惟厥阴脉会顶颠。厥阴又属至阴之所，邪入此从阴化者亦多。顶痛多兼干呕吐涎，爪甲、唇口青色，肢冷腹痛。主以吴萸四逆汤，是回阳降逆祛阴之意也。"若脐下独痛，是厥阴之气不宣也。审是烦满囊缩，脐下病痛者，厥阴之阴寒太甚也。法宜回阳祛阴，如吴萸四逆汤、白通汤之类是也。"（《医法圆通·卷一》）

从吴佩衡肝病用药来看，也以吴萸四逆汤为主，但多数例案均合以薏苡附子败酱散，由此作者将其定名为"吴萸四逆薏苡附子败酱散"，作为吴氏自制方之一，可参见"吴氏自制方"一节。

在投用吴萸四逆薏苡附子败酱散时，依据症情，有些加味基本上是固定的。如有黄疸者，必加茵陈；有腹水者，必合以五苓散。通常视病情常用加味者，还有小茴香、佛手、椒目、肉桂等，俱系厥阴经之药。下面举案为例。

■肝硬化腹水案

李某，男。1958 年 6 月 7 日初诊。

患病已 4 个月，住某医院 3 个月余，诊为肝硬化，引起腹水鼓胀，病势垂危。眼睛发黄，小便日二三次、量少呈咖啡色，面黄黯，腹胀，右胁下作痛厉害，微咳痰少，腰微痛。脉弦滑，按之无力，左尺较沉弱，右尺几无；舌青紫，苔厚腻带黑色。此系肾虚阳弱，肝寒脾湿而致阴黄疸证，以四逆汤合薏苡附子败酱散加减。

附片 100g，筠姜 40g，败酱 20g，薏苡仁 30g，茵陈 20g，花椒 10g（炒黄），上肉桂 10g（研末，泡水兑入），茯苓 50g，法半夏 15g，生甘草 10g。4 剂。

二诊：腹水已消十之二三，眼睛仍黄，眼眶青色，脉沉滑，左脉较弱，舌质转红润。仍以上方加减。

附片 150g，筠姜 50g，佛手 10g，败酱 15g，吴茱萸 10g，茯苓 40g，上肉桂 10g（研末，泡水兑入），猪苓 20g，泽泻 10g，茵陈 10g，生甘草 8g。4 剂。

三诊：腹水消去十分七八，胁痛已大减，大便正常，小便清长，脉沉缓，面色唇舌均转红润。以温寒除湿之剂主之。

附片 150g，筠姜 50g，白术 20g，延胡索 8g，北细辛 8g，猪苓 15g，花椒 10g，广木香 4g，生甘草 8g。6 剂。

四诊：病退八九，唯病久体弱，继以扶阳温肝除湿之剂连进 8 剂，大病悉退。

附片 150g，筠姜 40g，砂仁 10g，上肉桂 10g（研末，泡水兑入），白术 20g，青皮 8g，生甘草 10g。（顾树华提供）

按：吴佩衡用五苓散通常只取 3 味，诸案大致如此。本案初诊用肉桂、茯苓；二诊用茯苓、猪苓、泽泻；三诊用白术、猪苓。似有意在变换选用。唯有附子在加量。

■胁痛（慢性肝炎）案

魏某，男，25 岁。患"肝炎"已半年余，右胁疼痛，双目白睛发黄、色晦暗，面色亦黄而带青色，大便时溏，小便短少、其色如茶，右胁肋下触之有硬块作痛。脉缓弱，舌苔白而厚腻，舌质边夹青色。此系里寒内盛，土湿木郁，肝木不得温升所致。法当温化寒湿、疏肝达木，拟茵陈四逆汤加味。

附片 60g，干姜 30g，佛手 10g，败酱 10g，薏苡仁 20g，川椒 3g（炒去汗），上肉桂 5g（研末，泡水兑入），茵陈 10g，甘草 5g。

3 剂后，脉象沉弱而带弦长，厚腻舌苔已退其半，舌已转红，小便色转清、较前长，胁下疼痛大有缓减。继上方加减主之。

附片 100g，干姜 80g，青皮 10g，北细辛 10g，茵陈 15g，桂枝 30g，茯苓 30g，上肉桂 6g（研末，泡水兑入），甘草 6g，川椒 6g（炒去汗）。

4 剂后，胁痛肝大已减去十之六七，脉转和缓，舌质红活，苔薄白而润。面、目黄色退净，小便清长，饮食如常。继服下方 8 剂，即告痊愈。

附片 100g，干姜 40g，延胡索 10g，茯苓 36g，广木香 5g，上肉桂 10g（研末，泡水兑入），北细辛 10g，甘草 10g。

按： 本例黄疸胁痛，因其寒湿内盛，故予四逆汤大剂为主治之；针对木郁，选用了川椒、青皮、北细辛、上肉桂、茵陈等味。剂量不大，主次分明。

此外，对厥阴肝寒之证，吴佩衡有时也选用乌梅丸和当归四逆汤。

■缩睾症案

马某，男，27 岁。右侧睾丸肿痛二月余，治疗后肿痛逐渐消退。某日夜间，右侧睾丸突然收引回缩至少腹，拘挛疼痛不已，牵引腰部，痛不能伸，痛剧之时连及脐腹，直至四肢挛急难以屈伸。颜面发青，冷汗淋漓。腹痛呻吟，愁容不展，两目无神，白睛发蓝，唇、舌、指甲均含青色。舌苔白腻，手足冰冷，脉来沉细弦紧。已两日水米不进。此系肝肾阳虚，厥阴阴寒太盛，阳不足以温煦筋脉，所谓"寒则收引"之意。法当温扶肝肾之阳，温经散寒，经脉之挛急自能舒缓，方用当归四逆汤加味。

当归 15g，桂枝 12g，杭芍 9g，细辛 6g，通草 6g，大枣 5 枚，干姜 12g，吴茱萸 6g，川椒 5g（炒黄），乌梅 4 枚，附片 60g。

1 剂后，疼痛缓解；再剂则阴囊松缓，睾丸回复，面目、唇舌青色俱退，手足回温，诸痛皆愈。唯阳神尚虚，照原方去川椒，加砂仁 9g，连服 2 剂，精神、饮食均恢复正常。

按： 郑钦安谓"须知肿缩二字，即盈虚之宗旨，肝气有余便是火，即囊丸肿的实据；肝气不足便是寒，即囊丸缩的实据""治缩者，重在破阴以回阳，吴萸四逆加桂、砂、小茴，或乌梅丸倍阳药之类。治肿者，法宜破阳以扶阴，鸡子黄连与泻肝汤可施"。吴氏本案即宗此旨，虽用当归四逆汤，仔细揣摩用药，亦含乌梅丸之意。

■乳腺炎案

谢某，女，24 岁。产后六七日，因夜间起坐哺乳而受寒，次日即感不适，恶寒、发热，头身疼痛，左乳房局部硬结，肿胀疼痛。当即赴省级某医院诊治，服银翘散、荆防败毒散等方加减数剂，发热已退，仍有恶寒，左乳房硬结红肿不散，反见增大，疼痛加剧。1 周后，创口溃破，流出少许黄色脓液及清淡血水，经外科引流消炎治疗，半月后破口逐渐闭合。但乳房肿块未消散，仍红肿疼痛，乳汁不通，眠食不佳。每日午后低热，懔懔恶寒，历时一月未愈，延吴佩衡先生诊视。患者面色㿠白，精神疲惫，脉沉细而弱，舌质含青色，苔白厚腻。此乃寒邪失于宣散，阻滞经脉血络，迁延未愈，血气耗伤，正气内虚，无力抗邪外出。局部虽成破口而脓根未除尽，创口虽敛而痛患未能全部消除，此即所谓养痈而遗患也。法当温通里阳，排脓消肿，散结通乳。方用白通汤加味。

附片 150g，干姜 15g，川芎 10g，当归 15g，桔梗 10g，皂刺 9g，赤芍 10g，通草 6g，细辛 5g，白术 12g，葱白 3 茎。（含当归四逆汤方意）

2 剂后，恶寒、低热已解，体温退至正常，左乳房红肿硬结渐消。惟乳头右下方复觉灼热、刺痛，局部发红，稍见突起。此系得阳药温运，气血渐复，血脉疏通，正气抗邪，已有托脓外除之势。脉沉细而较前和缓有力，舌质青色已退，舌心尚有腻苔。继以上方加香附 9g，连服 2 剂，腐败之血肉已化脓成熟，局部皮肤透亮发红。服 3 剂后，脓包自行溃破，流出黄色脓液半盅多，疼痛顿减，红肿消退。再以四逆汤合当归补血汤加白术、杭芍、桂枝、川芎等，连进 4 剂，脓尽肿消，创口愈合，病告痊瘳。

按：此证乳房红肿疼痛，午后低热，容易认作阳热之证。观其"面色㿠白，精神疲惫，脉沉细而弱，舌质含青色，苔白厚腻"，则是一派阴象。因此断为虚阳外越所致，径用附子 150g 大剂治之，非吴氏这等大家，难以有此手眼。审其用药，含有当归四逆汤之意。

■阑尾炎案

江某之第九子，13 岁，住昆明市。1938 年 8 月患病甚危，右少腹凝结一块，其痛甚剧，形容消瘦，唇舌焦躁，痛甚烦乱，须臾复止，止而复烦，曾请 4 位大名西医诊视，均决断为盲肠炎之危证，力主开刀，但不能保险。且云肠内已有脓，肠将溃烂。既延余诊视，即以中医的旧理论，判断病源，为厥阴证，肝气凝结，蛔虫内扰，以仲景之乌梅丸方，1 剂立效，略加减 4 剂而痊，且免刀术之险。（"驳冯友兰论中西医药"）

按：归纳吴氏应用乌梅丸，主要指征有三个：脘腹灼痛，呕吐酸苦，胸腹痞块胀痛。如治张某之妻，呕吐，腹内有癥坚痞块，痛不可当。拟四逆苓桂丁椒汤治之，一剂则痛减其半，唯呕吐未止，此乃肝肾阴寒之邪未净，拟乌梅丸方治之：附片 130g，干姜 60g，当归 26g，上肉桂 13g（研末，泡水兑入），黄连 13g，黄柏 13g，北细辛 6g，潞党参 16g，川椒 6g（炒去汗），乌梅 3 枚。服 1 剂后，呕吐止。2 剂后，腹痛全瘳，腹内痞块渐散。继以大回阳饮，兼吞服乌梅丸 10 余剂，始奏全功。

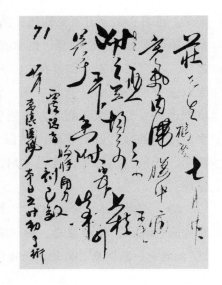

右图为吴氏亲笔方笺，亦为阑尾炎治案，患者庄先生因阑尾炎拟定当日 5 点"开刀"手术。吴氏以吴萸四逆汤加味，"1 剂已效"，免去手术之苦。可知类似案例治了不少。

五、中风倡用四逆三生饮合续命汤

吴佩衡对中风虽未见系统论述，但"此症经余治愈颇多"，作为常见病积累了很多经验。作者收集到两个案例，从中分析一下其用药章法。

■汤某，28 岁，1938 年正月，患中风不语，半身不遂，西法曰"脑充血"。唇焦舌缩，不省人事，奄奄一息，延某大博士诊视，断定无救，未拟方而去。延余诊视，仍以旧的理论，判断病源，以三生饮、续命汤、白通四逆汤加减配合，旬余痊愈。此症经余治愈颇多，以后详载。（"驳冯友兰论中西医药"）

按：本例虽未列出具体药物，但明确提出用续命汤，确系该病良方。孙思邈云："卒中风欲死，不省人事，口眼㖞斜，半身不遂，言謇不能语，亦治风湿痹痛。夫风为百病之长，诸急卒病多是风，宜速与续命汤。"力主中风卒发选用本方。

■李某，男，32岁。平素血压高，于1958年11月14日头昏重跌扑昏倒，不省人事，家人急送其来诊。牙关紧闭，口眼㖞斜，痰涎壅盛，面白唇黯，四肢逆冷，脉弦滑。当即以上好肉桂10g开水泡服，服数次后，牙关即渐松，能张口咽药，人渐苏醒，但不能言，右半身不遂，手足全不能动。

此系内体元阳过衰，又遇外邪侵袭，以致突然昏倒而成中风之证。以白通汤合三生饮加味主之。

生附片80g，生川乌80g，生南星20g，筠姜30g，葱头3茎，天麻10g，北细辛10g，上肉桂（研末，泡水兑入）10g。附子、川乌、胆南星3味以开水先煨4小时。4剂。

二诊：口已能张，咽药已易，略能言语，但仍謇塞不明，左侧头疼，手足稍能活动。仍以上方加减。

附片200g，筠姜80g，上肉桂（研末，泡水兑入）15g，桂枝40g，川乌80g，北细辛10g，法半夏15g，羌活10g，麻黄10g，生甘草10g。4剂。

三诊：说话已清，右手足仍麻木痿软。

附片200g，筠姜80g，天麻10g，伸筋草10g，五加皮10g，羌活6g，桂枝30g，北细辛10g，生甘草10g。4剂。

四诊：精神增，食量佳，足稍能行动而较慢，右手仍软。

附片200g，白术20g，炙麻根20g，上肉桂（研末，泡水兑入）15g，砂仁8g，伸筋草10g，北细辛10g，生甘草10g。

五诊：右手已能举动，但尚软而无力，已能行走，说话已明八九，体质增强，面红润，舌亦红活，继服下方调理善后。

附片200g，天麻10g，桂枝30g，五加皮15g，上肉桂15g（研末，泡水兑入），伸筋草10g，石枫丹15g，北细辛10g，生甘草10g。（顾树华提供）

按：本例虽未提续命汤，但在白通汤合三生饮的基础上，选加麻黄、桂枝等开表之药，似含续命汤之意。

从以上两个案例来看，吴氏治疗中风也是从扶阳着眼，用方以白通四逆汤合三生饮为主，兼顾套用续命汤。

六、西医病辨治不搞生硬对照

吴佩衡认为，中西医理论基础不同，思维方法有别，诊疗手段各异，但最后要用疗效进行检验和评定。他主张不要简单地肯定或否定，不要简单机械地搞"结合"。无论中医学习西医，还是西医学习中医，都不能生硬对照，更不能移花接木。医生可以学会两套本领，取长补短，相互补充。他曾说："西医重视看得见的结构，中医重视看不见的气。就像一台蒸汽机，西医强调不断运转的机械，中医强调推动机械运转的蒸汽，最终目标都归结到运转上，归结到机体的生命和生命力。"（《著名中医学家吴佩衡诞辰100周年纪念专辑》）

因此，对于西医确诊的患者，包括检验结果，吴佩衡都不搞"生硬对照，更不能移花接木"，不要受其影响，"如一见肺炎，不辨寒热，动辄以清凉解毒之剂任意消炎，则贻误不浅矣"。他始终坚持辨证论治，远离西化之弊。以下例案都能说明这一点。

■肺脓疡重症案

海某，女，19岁。行剖宫产失血过多，经输血抢救后，突然高热40℃以上。经用青、链霉素等治疗，体温降低，一般情况反见恶化，神识昏愦，出现呼吸困难，白细胞高达20.0×10^9/L以上。因病情危重，未做X线检查。继以大量抗生素治疗，配合输液、吸氧均未效，延吴先生会诊。神志不清，面唇青紫灰黯，舌质青乌，鼻翼扇动，呼吸忽起忽落如似潮水，十指连甲青乌，脉弦硬而紧，按之无力而空。辨为肝肾阴气内盛，心肾之阳衰已极，下焦真阳不升，上焦阴邪不降，一线残阳将绝，已现衰脱之象。唯有扶阳抑阴，强心固肾，尽力抢救垂危，主以大剂回阳饮。

附片 150g，干姜 50g，上肉桂 10g（研末，泡水兑入），甘草 20g。

因附片需要先煨三四小时，故让患者先服上肉桂泡水，以强心急救。并预告病家，服此方后可能有呕吐反应，如呕吐之后喉间痰声不响，气不喘促，舌质色较转红，尚有一线生机可挽，否则难治。

复诊：服上方后果如前言，呕吐涎痰后已见转机，神识较前清醒，嗜卧无神，已能缓慢答问，吃流汁，舌尖已见淡红色，苔白滑厚腻，口唇青紫较退，两颊紫红，鼻翼不再扇动，呼吸仍有困难，咳嗽咯大量脓痰，脉仍弦滑而紧，按之而空。衰脱危候大为减轻，仍以扶阳温化主之。

附片 150g，干姜 50g，上肉桂 10g（研末，泡水兑入），半夏 10g，茯苓 20g，甘草 8g。

三诊：神志清醒，面颊微转润红，指甲唇舌青紫已退十之八九，鼻头、目眶微青，午后潮热，喘咳气短，咯大量脓痰，脉弦滑，病已转危为安，再以上方加减。

附片 200g，干姜 100g，茯苓 30g，上肉桂 10g（研末，泡水兑入），公丁香 5g，法半夏 10g，橘红 10g，甘草 8g，细辛 5g。

四诊：面颊微红润，口唇、舌质青紫已退，呼吸渐趋平稳，午后潮热已退，咳嗽、咯脓痰稍减少，胃气已开，能进食，大便溏泻，系病除之兆。脉转和缓，大病初退，情况好转。经 X 线检查发现，双肺有多个大小不等的圆形空洞；细菌培养，检出耐药性金黄色葡萄球菌。最后诊为"严重型肺脓疡"，拟方：

附片 150g，干姜 50g，广陈皮 8g，杏仁 8g（捣），炙麻茸 8g。

连服 4 剂，喜笑言谈自如，病状若失。

按：此案认证之独到，令人惊叹。若从白细胞 20.0×10^9/L、咯吐脓痰、金黄色葡萄球菌、肺脓疡等现象着眼，势必陷入痰热蕴肺、热毒盛极的认识中，难免大剂黄芩、鱼腥草之类苦寒套方，后果可想而知。吴氏不为其所惑，从神色舌脉断为阴寒内盛，"心肾之阳衰弱已极，一线残阳将绝"，处以大剂回阳饮，附片从 150g 增至 200g，挽起此等重症，其胆识、经验皆非常医所及，不愧火神派大家。

黄煌教授评价本案："又是急危重症，又是四逆汤，又是无可辩驳的疗效，吴氏超人的胆识和丰富的经验，在本例抢救过程中又一次显露出来。"（《医案助读》）

■麻疹转肺炎案

杨女，出生甫半岁，住昆明大绿水河。1958 年春出麻疹已灰，忽转"肺炎"，发热喘咳，喉间痰鸣，鼻翼扇动，面含青象，指纹青紫出二关，大便泻绿水，小便短赤。此系疹后元阳内虚，寒痰壅闭，肺肾之气不接，清肃不降而成是证，即以小青龙汤加附子主之。

附片 30g，干姜 12g，法半夏 6g，细辛 3g，麻黄 3g，五味子 1.5g，桂尖 10g，杭芍 6g，甘草 6g。

服后旋即呕吐涎痰盏许。次日复诊，喘咳稍减，发热已退其半，再以四逆二陈汤加肉桂，少佐麻绒、细辛主之。

附片 50g，干姜 12g，法半夏 6g，陈皮 6g，茯苓 13g，肉桂 20g（研末，泡水兑入），甘草 10g，炙麻绒 3g，细辛 2.5g。

服后又吐不少涎痰，喘咳已去十之八九，鼻扇痰鸣已止，大便转黄而溏，小便已较长而淡黄，并略进稀粥，颜面指纹已转红润。仍照原方去麻辛、陈皮，连服 2 剂而愈。

原按："肺炎"系西医病名，中医则应分为肺热、肺寒或肺燥等证，针对寒热虚实之病情实据，灵活处方治疗。如一见"肺炎"，不辨寒热，动辄以清凉解毒之剂任意消炎，则贻误不浅矣。以上 3 例，均系体质虚寒，湿痰内盛而成肺炎寒极严重之证，故主以扶阳温化之剂，均奏全功。如系邪热肺燥之炎证，又当以养阴清肺、生津润燥之剂治之，方能收效。

■麻疹转肺炎案

朱女，5 岁，住昆明市。于 1939 年春出麻疹，住某医院诊治，麻疹免后，转为"肺炎"，病势沉重，遂出院回家，延余诊视。见其脉来沉弱，面色青黯，唇口淡红而焦，舌苔白厚而燥，不渴饮，夜发潮热，形神瘦弱，咳嗽气短而喘促，腹痛食少。据以上病情，属于素禀不足，麻疹免后，正虚阳弱，寒湿内伏上逆于肺，阳不足以运行所致。法当温中扶阳，开提肺气，化痰止咳，以四逆二陈汤加味主之。

附片 50g，干姜 15g，法半夏 10g，陈皮 6g，茯苓 12g，肉桂 10g（研末，泡水兑入），砂仁 6g，细辛 3g，五味子 2.5g，甘草 6g。

次日复诊，喘咳已减轻，唇舌较润，面色青黯稍退，饮食略增，夜热已退，照原方再服 1 剂。第三日续诊，喘咳止，精神饮食较增，白苔退去十之八九，唇舌已转红润，颜色青黯已退十之七八，续以四逆汤加砂仁、肉桂、茯苓。连进 3 剂，津液满口，食增神健，诸病痊愈。

■脑膜炎案

戴姓之子，10 岁，万钟街尤家巷 7 号。1938 年 2 月，患脑膜炎重症，甚危，经某西医诊治 20 余日，无效尤重。身热不退，头项强直，不能转侧，耳聋声哑不语，形消神弱，奄奄一息。延余诊视，亦照旧的理论判断病源，以三生饮、白通、四逆等加减配合，大剂连进，涌吐涎水数盆，二便畅利，旬余治愈而复健康。以后其学司机，灵动如常。（"驳冯友兰论中西医药"）

■腹膜炎案

珠市桥恒益店，刘夫人，20 岁，患腹膜炎，经某西医诊治，月余日益加重，竟断言无救。饮食不进，形消神惫，腹中痞块如石，胀痛不止，奄奄待毙。延余诊视，以中医的旧理论判断病源，以仲景之乌头赤石脂汤，姜桂乌附加减配合，大剂连进，旬余疗愈而复健康。（"驳冯友兰论中西医药"）

■腹膜炎案

潘某，广东人，28 岁，住南强街 71 号。1939 年 9 月，患腹膜炎甚剧，住某医院 10 日，日益加重，该医等均认为腹膜炎，腹内灌脓，肠将溃烂，除开刀外，别无二法。因手术费过巨，无力交付，致未签字。旋由军分校李教官介绍，延余到该院诊视。脉来两至，舌苔白腻，胸腹胀痛如鼓，二便不利，用洗便器仍不通，喜冷饮不思食，精神疲惫，势颇垂危。因住院不便诊治，当即出院，即以上肉桂数钱与之，服后约 2 小时，即畅泻水分数次；继以扶阳抑阴之吴萸四逆汤连进，次日腹膜胀痛如失，配合加减，3 剂痊愈。（"驳冯友兰论中西医药"）

按：以上 2 例脑膜炎、腹膜炎俱系西医确诊，并治疗无效的急重病人，时俗多从热盛毒聚诊治，投以寒凉之药。吴氏不为西医诊断所惑，从神色舌脉断为阴寒内盛，治以三生饮、白通汤、吴萸四逆汤、姜桂乌附等温热之剂，且"大剂连进"，均于短期内治愈，确显见地。因系"驳冯友兰论中西医药"一文所录病例，故医案中时见"以中医的旧理论判断病源"等语，含有讥讽之意，特予点明。

七、论肺病与咳嗽

肺为清虚之腑，五脏之长，百脉之宗，轻清而华盖于上，有轻清在上之象，只受得五脏六腑之清气正气，受不得五脏六腑之浊气邪气。凡浊气邪气干之，则一呛而咳矣。又肺犹金钟，撞之则鸣，六淫干之，则外撞则鸣；七情干之，则内撞而鸣。如金钟破裂，或被物壅塞，则声哑不鸣而嘶嘎。故凡六淫七情及五脏六腑之邪气干之，皆能令其咳嗽，不独责之在肺也。盖肺病即肺结核，西法总分为初期、二期、三期，至三期则宣告无救矣。

咳嗽多认为肺炎与肺支气管炎、流行性感冒，尚有疫咳即百日咳而已。在中医认肺病为肺痨，有肺痿、肺痈之分。咳嗽约分伤风咳嗽，伤寒咳嗽，痰饮咳嗽，哮喘咳嗽，顿呛咳嗽（即百日咳），肺痿咳嗽，肺痈咳嗽，或燥咳，火咳等。如肺脏破烂，或为痰湿壅塞，则声哑不鸣而嘶嘎；或咳痰气短而喘促，障碍呼吸不利，水道不通，渐成肿胀癃闭；或形成骷髅，虽灵丹妙药亦难挽矣。

按风寒咳嗽，冬春季最多，即流行性感冒，涕清喷嚏，咳嗽多清白痰，或发热与不发热，头疼，自汗恶风，法当桂枝麻黄各半汤，或二陈汤加姜、细、味，紫苏、荆芥、薄荷等亦可，麻辛附子汤加二陈汤亦特效，切忌养阴清肺及清凉苦寒滋补之剂为幸。否则必至久咳不止，易成肺病费治。

（一）伤寒咳嗽

伤寒咳嗽多在冬季或冬春之间，无论四时值天寒阴雨之际亦常有之。初起时或发热与不发热，必恶寒无汗，或头疼体痛，涕清咳嗽，痰清稀，或喷嚏时作，舌白润，不渴饮，体健者，麻黄汤主之。痰多者，加二陈汤；咳嗽加喘者，小青龙汤主之；无神、痰多者，加附子；渴冷饮者，加生石膏。

如体弱、脉沉弱、人无神者，麻辛附子汤加二陈汤特效。呕者，加生姜；胸中饱闷痰多者，加干姜、茯苓；咳嗽、呕吐涎沫者，加吴茱萸、茯苓。以上二证，按法施治，无不立效。倘或误治，或妄施清肺止咳之剂，日久必成肺痨矣。经云："形寒饮冷则伤肺。"肺喜热而恶寒，又喜清润而恶燥。凡治咳嗽，务分清寒热，庶不致为偏向所误。今既受风寒之客邪，内引寒水而动脾湿，上干清虚之府，则咳嗽痰多、气喘等症起矣，应以辛散开提温化等法治之，无不效如桴鼓。

按：肺痨一证，每因以上二证延久失治，客邪夹湿痰、寒痰壅闭肺脏，障碍呼吸不利，寒则血凝结，血络凝滞不通，日久则血络瘀结而成肺结核。客邪潜伏日久，格拒真阳浮游于外，则现子午潮热、头昏目眩、自汗、盗汗、遗精失眠、咳嗽咯血、声音嘶嗄、腰酸足软、气短而喘。凡潮热时，则面颊发赤团团如钱、食少无神、或则浮肿，久则肺部结核溃烂、湿痰腐臭，遂至咳吐臭痰脓血、或时唾白涎沫、形体消瘦犹如骷髅，则危殆费治。

以上肺痨病状，均属虚寒弱极之证，绝非邪热灼肺、阳盛阴虚之燥咳火咳可比。若未延重至声哑浮肿或形如骷髅时，亟应扶养温化，驱寒逐痰，大剂连进，使存储肺脏已久腐败之痰湿瘀血，排除逐净，潮热退，正气复，食量增，肌肉长，渐可转危为安。如咳嗽痰多，气喘无神者，小青龙汤加附子主之，继则四逆二陈汤，或酌加麻辛、上桂、胆南星、白前、黑姜、冬花、紫菀、远志、化红、红花、桃仁等，均可加为佐使之药。此证切忌滋阴补水、清凉苦寒、养阴清肺润燥之品，否则壅闭客邪，湿痰无由出之路，必至延绵沉重，形神消瘦如柴，或肿胀如鼓，不可挽救矣。

（二）痰饮咳嗽

《金匮》云："病痰饮者，当以温药和之。"呼气短者，以苓桂术甘汤主之；吸气短者，以肾气丸主之。

按：痰饮一证，多属素禀不足，肾气有亏，肾冷肺寒则水湿停留，久则瘀聚而生湿痰，上干清虚之府，壅闭肺气不利，以致咳嗽痰多而清稀；甚则咳嗽而加喘促，气短不接，或则小便不利；久则胸腹痞胀，精神缺乏。日久失治，或误用滋补润燥，清肺苦寒之剂，则湿痰水饮壅闭无由出路，使肺气不能通调水道，而成全身肿胀、喘促、癃闭而逝。但《金匮》二方，仅能治痰饮咳嗽初起病轻者有效，若渐沉重则亦无济。倘现精神缺乏，小便短少，咳嗽痰多而加喘促者，轻则真武汤，重则四逆二陈汤，或加细辛、白术、上桂、茯苓；倘咳嗽、胸腹鼓胀，有支饮、留饮，精神尚佳者，以十枣汤主之。但此方非至亲密友，万无轻拭，因力太猛峻，万一不起而生怨言纠纷。此证绝无热证，应注意为妙。

（三）哮喘咳嗽

此证由胸膈有水饮，肺脏有湿痰，壅闭肺气不利。偶遇寒风袭入，引动湿痰水饮，障碍呼吸不利，影响肺肾之气不相接，遂至咳嗽哮喘，甚则冷汗时出，面青舌白滑，或舌质含青紫，喘咳气短欲脱，脉弦滑而紧，痰多涎沫，小便短赤，或头疼体痛，发热恶寒，不渴，即渴而喜热饮不多，纯系阳虚肺寒已极，湿痰水饮为害，绝无邪火肺燥等症。若误以滋补寒凉清肺之剂，易成肿胀癃闭费治。初起以小青龙汤加附子主之，或麻辛附子汤加干姜、五味、二陈汤等特效，或射干麻黄汤主之亦效。

（四）肺痿咳嗽

此证有阴虚阳虚之别。阴虚者，由于素亏阴分，阴虚生内热，邪热灼伤阴液。肺喜清润而恶燥，阴液被伤，不能滋润肺脏，则肺脏日益枯燥而痿颓，遂致干咳无痰而唾涎沫，喜食清凉之物，舌白而燥，口燥津枯，或大便燥结，小便短赤，心烦不寐等。法当养阴清肺、滋阴降火，如养阴清肺汤、生脉散、二冬二母汤、百合生地黄汤、百合知母汤、百合贝母汤等主之均效。忌服辛温苦燥之剂，免愈伤其津，日益沉重费治。

至于阳虚者，其人素禀不足，或肾气素亏，元阳不足，无力蒸水化气生津，以济上焦心肺两脏，则上焦虚燥，致使肺脏无津液滋润而痿颓，遂见干咳无痰，或时唾涎沫，其人多面色青白无神，少气懒言，法当扶阳温肾，化气生津，使真水上升，犹火力蒸水，水火交蒸，燥则润矣。轻则甘草干姜汤，姜炒黑；重则潜阳丹：附片、砂仁、龟甲、甘草，或四逆人参汤，大剂连进，均有特效。切忌滋凉养阴清肺之剂，免越清凉则肺越痿，形神痿败，无法挽救矣。

射干麻黄汤：射干、麻黄、生姜、细辛、紫菀、款冬花、大枣、半夏、五味子。

百合知母汤：百合、知母。

百合地黄汤：百合、鲜生地汁。

百合贝母汤：百合、川贝。

生脉散：人参、麦冬、五味子。

养阴清肺汤：生地、麦冬、杭芍、贝母、丹皮、薄荷、玄参、甘草。

二冬二母汤：天冬、麦冬、知母、贝母、沙参、桔梗、马兜铃、五味子。

清燥救肺汤：桑叶、石膏、杏仁、甘草、麦冬、人参、阿胶、胡麻仁、枇杷叶。

（五）肺痈咳嗽

肺痈咳嗽亦有阳证阴证之别。阳证是邪火灼肺，肺热重致发炎红肿而成。日久而生阳痈于肺脏，肺痈溃烂，遂咳嗽吐脓血而腥臭，鼻干而涕稠浓，喜食清凉之物，甚则咳嗽声哑，脉现虚数，口燥津少，小便短赤。法当养阴清肺、滋阴降火等法治之，以养阴清肺汤，或二冬二母汤、黄连阿胶鸡子黄汤、桔梗甘草汤，如百合、百部、白及、生地、黄芩、石膏等均可酌量加入为佐使之药。切忌甘温辛燥等物，愈增肺热。

至于阴证者，多属寒痰湿痰壅闭，障碍肺气不利，肺喜热而恶寒，寒久则肺脏之血管瘀结不通而生阴疽。日久则肺部之阴疽溃烂，遂至咳嗽吐脓血而腥臭，脉必缓弱，舌白滑，不渴，即渴而喜热饮不多，面青黯或苍白，形体消瘦，嗜卧无神，少气懒言，饮食懒餐，口淡无味等状。法当四逆二陈汤，加上桂、细辛、桔梗等大剂连进，使寒痰湿痰脓血排除殆尽，咳嗽渐止，饮食渐增，元气渐复，肌肉渐长，渐可转危为安。如肺部溃烂过多，形神太弱，亦不易挽救矣。切忌滋补清凉苦寒等品，免愈增剧，以促其速亡也。

（六）顿呛咳嗽

顿呛咳嗽，西法名曰疫咳，又名百日咳也。百日咳嗽，俗名曰呛，连呛不已，谓之顿呛。顿呛者，一气连呛二三十声，少则十数声。呛则头倾胸屈，甚则手足拘挛，痰从口出，涕泪相随，从膺胸而下，应于少腹。大人患此如同哮喘，小儿患此，谓之时行顿呛，不服药，至一个月亦愈。所以然者，周身八万四千毛窍，太阳膀胱之气应之，以合于肺。毛窍之内，即有络脉之血，胞中血海之血应之以合于肝。若毛窍受寒致胞血瘀涩，其血不能 澹渗于毛皮络脉之间，气不煦而血不濡，则患顿呛。至一月则胞 中之血一周环复，故一月可愈。若一月不愈，必至两月，不与之 药亦不致丧身。若人过爱其子，频频服药，医者但治其气，不治 其血，但理其肺，不理其肝，顿呛未已，又增他病；或寒凉过多 而呕吐不食，或攻下过多而腹满泄泻，或表散过多而浮肿喘息， 不应死而死者，不可胜计矣。

顿呛初起，咳嗽涕清连呛不已，以小青龙汤主之；若人无神 者，加附子以温经解表；渴喜冷饮者，加石膏四钱。《金匮》苓 甘五味姜辛汤、苓甘五味姜辛半夏汤、苓甘五味姜辛半夏杏仁 汤、苓甘五味姜辛半夏杏仁大黄汤，均可按照病情采用之。如呛 咳日久，精神缺乏，或面足浮肿，呛咳呕吐涎沫，或流鼻衄，如 面青唇乌，风象外露，舌苔白滑等，均属寒极之症，急宜扶阳温 化，大剂连进，愈早愈好。缓则变剧，虽灵丹妙药亦追之不及 矣。方用四逆二陈汤加上桂三钱，北辛一钱五分，生麻黄或炙麻 绒斟酌用之。此证属热燥者颇少，故寒凉阴腻之方，未便写出， 以免贻误也。

愚按：咳嗽证，《金匮》两见，一在"肺痈肺痿"之下，大 抵以润燥为主；一在"痰饮"之下，大抵以治饮为先。此仲师咳 嗽各证，以此二法立经权常变之灵法也。然其意蕴过于深奥，难 与中人以下语之。时传方书，繁杂不可为训，而张隐庵、高士宗 二家虽未精粹，尚不支离，姑录之以备参考。

张隐庵云："咳者肺病也。有邪在皮毛而为肺咳者，有五脏 受邪各传之于肺而为咳者，此外因之咳也；有寒冷饮食入胃，从 肺脉上至于肺，则肺寒而咳者；有脏腑之郁热上蒸于肺而为咳 者，此内因之咳也。盖肺为清虚之府，五脏之长，百脉之宗，轻清而华盖于上，是以脏腑之病皆能相传于肺而为咳。然其末见于肺，而其本在于脏腑之间，故当以本末之法兼而行之，治无不应矣。"

《咳论》云："肺咳之状，咳而喘息有音，甚则咯血；心咳之状，咳则心痛，喉中介介如梗状，甚则咽肿喉痹；肝咳之状，咳则两胁下痛，不可以转侧，转则两胁下满；脾咳之状，咳则右胁下痛，隐隐引肩背，甚则不可以动，动则咳剧；肾咳之状，咳则肩背相引而痛，甚则咳涎；胃咳之状，咳而作呕，呕甚则长虫出；胆咳之状，咳呕苦汁；大肠咳状，咳而遗矢；小肠咳状，咳而矢气，气与咳俱失；膀胱咳状，咳而遗溺；三焦咳状，咳而腹满，不欲饮食。"

高士宗云："'诸病易治，咳嗽难医'。夫所以难医者，缘咳嗽根由甚多，不止于肺。今世遇有咳嗽，即曰肺病，随用发散消痰、清凉润肺之药，药日投而咳日甚，有病之经脉未蒙其治，无病之经脉徒受其殃。至一月不愈，则弱证将成；二月不愈，则弱证已成；延至百日，身命虽未告殂，而此人已归不治之症矣。"

余因推本而约言之，《素问·咳论》云："五脏六腑，皆令人咳，非独肺也。"是以咳病初起，有起于肾者，有起于肝者，有起于脾者，有起于心包者，有起于胃者，有起于中上二焦者，有起于肺者，治当察其源。察源之法，在乎审证。若喉痒而咳，是火热之气上冲也，火欲发而烟先起，烟气冲喉，故痒而咳，多系干咳无痰；又有伤风初起，喉中一点作痒，咽热饮则少舒，此寒凝上焦，咽喉不利而咳也。或寒或热，治当和其上焦，其有胸中作痒，痒则为咳，此中焦津血内虚，或寒或热而为咳，法当和其中焦，此喉痒之咳，而属上中二焦也。

若气上冲而咳，是肝肾虚也。夫心肺居上，肝肾居下，肾为水脏，合膀胱之腑，随太阳之气，出皮毛以合肺。肺者天也，水天一气，运行不息，今肾脏内虚，不能合水腑而行皮毛，则肾气于中焦以冲上，冲上则咳，此上冲之咳而属于肾也。

又肝藏血，而冲任血海之血，肝所主也。其血则热，内充肤腠，淡渗皮毛，卧则内归于肝。今肝脏内虚，不合冲任之血，出于肤腠，则肝气从心包以上冲，上冲则咳，此上冲之咳而属于肝也。

又有先吐血后咳嗽者，吐血则是厥阴肝脏内伤，而手厥阴心包亦虚，致心包之热上灼于肺。心包主血脉，血脉虚，夜则发热，日则咳嗽，甚则日夜皆热皆咳，此为虚痨咳嗽，先伤其血，后伤其气，阴阳并竭，血气皆亏，服滋阴之药则相宜，服温补之药则不宜，如是之咳，百无一生，此咳之属于心包也。

又手太阴属肺金，犹天也；足太阴属脾土，犹地也。在运气则土生金，在脏腑则地天交。今脾土内虚，土不胜水致痰涎上涌，先脾病而地气不生，因而肺病，为天气不降，咳必兼喘，此咳之属于脾与肺也。

又胃为水谷之海，气属阳明，足阳明主胃，手阳明主大肠，阳明之上，燥气主之，其气下行，今阳明之气不从下行，或过于燥而火炎上，或失其燥而停饮。咳出黄痰，胃燥热也；痰饮内积，胃虚寒也。此为肠胃之咳。咳虽不愈，不即殒躯，治宜消痰散饮，此咳之属于胃也。夫痰聚于胃，必从咳出，故《咳论》云：聚胃关肺。使不知咳嗽之原，而但以清肺化痰，疏风利气为治，适害人害己也。

另有伤风咳嗽，初期服清散药不能取效者，此为虚伤风也，最忌寒凉发散，投剂得宜，可以渐愈。又有冬时，肾气不足，水不生木，致肝气内虚，洞涕不收，鼻窍不利，亦为虚伤风，最忌发散。投剂得宜，至春天和冻解，洞涕始收，鼻窍始利，咳嗽大略，其意如是。得其意而引申之，其庶几乎。(《病理学》1949年稿，吴生元1975年元月摘抄)

■痰喘咳嗽兼气虚便秘案

刘某，年过六旬。病已月余，咳嗽哮喘而多痰。腹胀且痛，不思食。大便秘结20日不更衣，小便赤而长，喜热饮，夜难入寐，精神极弱。六脉沉迟无力，舌苔白腻。查前所服方药，均以清热消食降气为主，且以硝、黄峻剂通下，仍不能便，其势较危。此系脾肾阳虚，中土失运，痰湿水饮阻逆于肺，清肃不降，致痰喘咳嗽，传导失司，无力输送。加之阳虚则气不化津，无以滋润肠道，致成气虚寒凝之便秘不通。宜扶阳温化主之，拟真武汤加味。

附片100g，茯苓30g，白术20g，杭芍10g，干姜30g，北细辛6g，五味子5g。

1剂见效；2剂后喘、咳去十之六七；3剂照原方去杭芍，服后痰喘咳嗽若失，略进饮食。第三日以四逆汤加茯苓、上肉桂、砂仁、北芪。

附片100g，干姜50g，茯苓50g，砂仁10g，上肉桂10g(研末，泡水兑入)，北黄芪60g。

服1剂后，是晚便意迫肛，解出干结黑色粪便半痰盂许，腹中顿觉舒缓。然因年老气虚，解便时用力过盛，旋即昏晕不省人事，急诊之。气短欲绝，脉沉迟无力，但见白苔已退，唇舌已转红润，此乃气虚下陷之故。当即以煎好之汤药喂服，俄顷人事已省，脉转有神。原方连服3剂，食增神健，咳喘不作，二便通达。

按：此证咳喘而兼便秘，用真武汤加姜、辛、五味，自是仲景成法。唯虽见便秘"20日不更衣"，仍未予硝黄攻下，是因其属寒凝便结，故予大剂姜附温通化结，治病求本。1剂而"解出干结黑色粪便半痰盂许，腹中顿觉舒缓"，确显火神心法。

八、痢疾辨证论治

（一）理论根据

痢疾一证，《内经》名曰肠澼，仲景谓之滞下。关于肠澼证，在《素问》中有如下论述："帝曰：肠澼便血何如？岐伯曰：身热则死，寒则生。"张景岳注："肠澼，滞下也，利而不利之谓；便血，赤痢也。身热者，阳盛阴败，故死；寒则营气未伤，故生。"

"帝曰：肠澼下血沫何如？岐伯曰：脉沉则生，脉浮则死。"张景岳注："白沫，白痢也。病在阴而见阴脉者为顺，故生；见阳脉者为逆，故死。"

"帝曰：肠澼下脓血何如？岐伯曰：脉悬绝则死，滑大则生。"张景岳注："下脓血者，兼赤白而言也。悬绝者，谓太过则坚而搏，不足则微而脱，皆胃气去而真脏见也。邪实正虚，势相悬绝，故死；滑因血盛，大以气充，血气未伤故生。"

张景岳又云："按肠澼一证，即今之所谓痢疾也，自仲景而后，又谓之滞下。其所下者，或赤或白，或浓或血，有痛者，有不痛者，有里急后重者，有呕恶胀满者，有噤口不食者，有往来寒热者，虽其变态多端，然总不外乎表、里、寒、热，而尤于虚实之辨更为切要。知此六者，庶不至杀人矣。"

喻嘉言《医门法律·痢疾论》云："至夏秋热暑湿三气交蒸，外感三气之热而成下痢，其必从外而出之。以故下痢必从汗先解其外，后调其内，首用辛凉以解其表，次用苦寒以清其里，一二剂愈矣。失于表者，外邪但从里入，不死不休，故虽百日之远，仍用逆流挽舟之法，引其邪而出之于外，则死证可活，危症可安。治经千人，成效历历可纪。”

《痢疾论》"在律三条"又云："凡治痢不分标本先后，概用苦寒者，医之罪也。""以肠胃论，大肠为标，胃为本；以经脉论，手足阳明为标，少阳相火为本。故胃受湿热，水谷从少阳之火化，变为恶浊而传入于大肠，不治少阳，但治阳明，无益也。以少阳升发之气，传入土中，因而下陷，不先以辛凉举之，径以苦寒夺之，痢无止期矣。""凡治痢不审病情虚实，徒执常法，自持专门者，医之罪也。""实者，邪气之实也；虚者，正气之虚也。七实三虚，攻邪为先；七虚三实，扶正为本。十分实邪，即为壮火食气，无正可扶，急去其邪，以留其正；十分虚邪，即为奄奄一息，无实可攻，急补其正，听邪自去，故医者不知变通，徒守家传，最为误事。""凡治痢不分所受湿热多寡，辄投合虚丸药误人者，医之罪也。""痢由湿热内蕴，不得已用苦寒荡涤，宜煎不宜丸，丸药不能荡涤，且多夹带巴豆、轻粉、定粉、硫黄、甘遂、芫花、大戟、牵丑、乌梅、粟壳之类，即使病去药存，为害且大，况病不能去，毒烈转深，难以复救，可不慎耶？"

以上论据，在痢疾辨证论治上均有参考价值，故录于此。

（吴生元注：遵循《内经》《伤寒》及张景岳、喻嘉言、陈修园诸家学说，结合自己多年临证经验。①澼：决流也。②定粉：即铅粉。）

（二）个人体会

1. 病因分析

余按：痢疾一证，多发生于夏秋两季之间，自旧历三四两月，退后一步，由二月春分节起至四月立夏节止，为二之气，乃少阴君火主令，司热气。《素问·六微旨大论》云："少阴之上，热气治之。"五六两月，退后一步，由四月小满节起至六月小暑节止，为三之气，乃少阳相火主令，司暑气。《六微旨大论》云："少阳之上，火气治之。"七八两月，退后一步，由六月大暑节起，至八月白露节止，为四之气，乃太阴湿土主令，司湿气。《六微旨大论》云："太阴之上，湿气治之。"九十两月，后退一步，由八月秋分节起至十月立冬节止，为五之气，乃阳明燥金主之，司燥气。《六微旨大论》云："阳明之上，燥气治之。"

据此，每年夏秋之季，是热暑湿三气主令而交蒸之时，人感三气之热湿而内遏，或食未熟之瓜果及诸般不适宜之饮食，损伤胃肠，易致湿热内滞，遂成湿热下痢红白之证，故本病之流行，多在五六月间起始，八九两月为最易猖獗之时。（各地因气候、地理条件及环境影响亦有差异）

2. 证候分类及治疗

本病分类，以余之实践经验可分为四纲：一曰时毒，二曰秋燥，三曰虚寒，四曰滑脱。此四类之中，初起时毒十居六七，秋燥十居三四，而后虚寒与滑脱之证亦属多见。在临证时，应详为鉴别，庶免差误。

（1）时毒下痢：本症初起，多数大便泻痢，时来腹痛，里急后重，随即排泄黏液血便，便次频数，每 24 小时，凡数次至数十次不等，每次不过排出一二匙而已。本证所下之物，乃黏液血便及脓汁，其间或红多白少，或红少白多，或红白相兼，亦有纯红血痢者，名曰红痢；有纯黏液白痢者，名曰白痢。尚有噤口不食者，此不难辨别也。由于湿热痢毒内逼，肠内之水分黏液排泄过多，以致糟粕粪便干涩不易排出，遂成里急后重，滞下不通，下痢脓血之证。亦有发热不退，头疼体痛，而有外感表证者，在辨证上尤须注意。

本证治疗之法，如发热，头体痛，下利红白、腹痛、里急后重而有表证者，则宜先解表邪，后治痢疾。喻嘉言主用人参败毒散，或仓廪汤（即人参败毒散加陈仓米），陈修园主用桂葛汤（《医学三字经》云：桂葛投，鼓邪出，外疏通，内畅遂。余屡用此方，使表邪解，身热退，其痢亦止，效如桴鼓。倘痢未全止，再照法治痢，无不应手奏效。故治兼表证之红白痢疾，应先解表退热，极为重要。医书云："痢证身热不休者死。"《医学三字经》亦云："热不休，死不治，痢门方，皆所禁。"盖下痢发热，若表邪不解，只知治痢，必致日益沉重，甚或有死亡之危。

如无外感表邪，仅下痢红白，腹痛里急后重，滞下不通者，仲景用大承气汤，陈修园用芍药汤，吴又可主用槟芍顺气汤，各方均疗效显著，余本此法施治，亦屡奏奇效。此种治法，系根据"痢证当头下"之理论，再针对湿热痢毒之甚与不甚而选用以上各方。盖下痢红白，腹痛、里急后重、滞下不通而无表证者，入手便下，无有下通其痢不止之证。倘畏惧不敢攻下，而与治痢通套之方，或误施止塞之药品，服后不但不能排泄痢毒及腐秽物质，必致养痈遗患，延误日久则大肠败坏，变证危笃而有生命之虞，可不慎乎？

然本证初起，虽当急下，但须分析其人抵抗力之强弱。痢毒之轻重，应下与否，必须细心审慎，酌情施治，切勿粗心，以免误治。（可重用归芍而不用大黄）

附方

桂枝加葛根汤：桂枝五钱，杭芍五钱，葛根六钱，甘草二钱，生姜五钱，大枣二枚（如无大枣改用小枣七枚）。

按：本方治痢疾有表证而自汗出者，如无汗应加麻黄三钱，两方均有特效。

人参败毒散： 人参四钱，桔梗三钱，川芎三钱，茯苓四钱，枳壳三钱，前胡三钱，羌活三钱，独活三钱，柴胡四钱，甘草二钱。

上方加陈仓米半酒杯，即仓廪汤。

按： 此方疗效不及上方（桂葛汤），陈修园云或加黄连、黄芩，屡用屡效。

大承气汤： 大黄四钱，枳实四钱，厚朴四钱，芒硝三钱。

按： 此方可加杭芍五钱，更妙。

芍药汤： 当归五钱，杭芍五钱，黄连五钱，黄芩三钱，枳壳三钱，厚朴三钱，榔片三钱，广香一钱，桂尖三钱，大黄三钱，甘草二钱。

按： 本方主要功能是调气行血，"行血则脓血自愈，调气则后重自除"。

槟芍顺气汤： 杭芍八钱，槟榔片四钱，枳实三钱，厚朴三钱，大黄二钱，生姜三钱。

按： 此方亦有特效。如滞下不通，里急后重甚者，可加芒硝一至二钱，尤效。

以上数方，如久痢身体衰弱虚寒者，均应忌服。倘误服必易转危笃而虚脱。此外，如年老之人或身体较弱者，初患痢疾，其腹痛里急后重较轻，下痢次数较少，似此亦当慎用下法，只宜养阴补血稍佐凉降之剂，以归芍汤主之，其效亦佳。

附方

归芍汤： 当归八钱，杭芍八钱，车前仁四钱（布包），黄芩三钱，枳壳三钱，榔片四钱，莱菔子三钱，甘草二钱。

按： 此方重用归芍同车前仁，足以滋润肠内之黏液而养血，

润滑大便，似大黄之作用，但不伤肠胃，协助凉降之品。服 1
剂，其便畅通而痢可止，最多不过 2 剂，即可奏效。

（2）**秋燥下痢**：此证多发生于八九月之间，其与时毒痢之区
别是秋燥痢不传染他人，时毒痢最易传染他人。腹痛里急后重亦
较时毒痢为轻，日虽下痢数次或数十次，但精神不甚衰败，口燥
喜饮清凉。其治法只宜养阴润燥，以甘桔二冬汤主之。如腹痛滞
下不通者，可加大黄二三钱，或槟芍顺气汤加二冬二母亦效。

附方

甘桔二冬汤：麦冬四钱，天冬四钱，桔梗三钱，杭芍六钱，
枳壳三钱，黄芩三钱，榔片三钱，车前仁三钱（布包），大黄二
钱，甘草二钱。

以上二证（时毒与秋燥）如红多白少，或纯红、白痢，腹
痛，里急后重者，以葛根黄芩黄连汤主之。服后仍滞下不通者，
可加大黄、芒硝。

附方

加味葛根黄芩黄连汤：葛根五钱，黄芩三钱，黄连一钱五
分，杏仁三钱，甘草二钱。

凡应凉下之湿热痢疾，如误服温补及止涩之剂，则肠内之腐
秽与痢毒壅塞不通，必致大肠溃烂，噤口不食，下痢血水，或如
鱼脑，而有生命之虞。

（吴生元注：肺与大肠经气不相交济，湿热下趋而痢，阴虚
上涸而燥）

（3）**虚寒下痢**：此证多属久痢不止之慢性痢疾，总缘中宫阳
衰，运转力微，阴邪盘踞肠胃，阻滞元气运行之机。虽有里急后
重之势，但粪出尚多，非若时毒秋燥之痢，每次便时不过下几点
或一二匙脓血而已。且本证腹痛者少，其人面色多半苍白黄黯无

神，四肢困倦，舌苔白滑，不渴饮，精神缺乏，或出冷汗，脉沉弱无力，甚则面足浮肿，或手足厥冷，食思减退，以及种种不足之象。其治之之法切忌凉下，又当温中扶阳以桂附理中汤主之。如腹中冷痛者，应与四逆汤加肉桂、吴茱萸大剂连进，无不立效。倘分两过轻则力不胜病，日久必致脾肾败绝，衰脱而逝。

如体素虚寒或年老之人，初患痢疾，亦有虚寒下痢者，其腹多不痛，纵痛亦轻，下痢次数较少，里急后重不甚，食少神怯，亦当扶阳温固主之。

素体阳虚或年老之人，虚寒泻痢亦有呈阴盛格阳者，《伤寒论》云："少阴病下利，白通汤主之。"《金匮要略》"呕吐哕下利病篇"："下利清谷，里寒外热，汗出而厥，通脉四逆汤主之。"

（4）滑脱下痢： 此证多系久痢不愈，命门火衰，气虚下坠，每痢则肛门脱出一二寸，或下痢脓血，或下痢黑水，或五色兼併，或下利清谷，形神衰惫，以及出现一切不足之象，仍宜扶阳收纳，以四逆人参汤或桂附理中汤、桃花汤、赤石脂禹余粮汤，斟酌用之均效。

如久痢不止，气上冲心，心中热烦，饥不欲食，则属厥阴下利，以乌梅丸主之。又如出现厥阴症状，热痢仍重者，以白头翁汤主之。

以上四种类型，必须辨证明晰，方可以言治痢。除此以外，尚有气痢一证，每日下痢数次或 10 余次，但仅放矢气而已，以《金匮》诃黎勒散主之颇效。

附方

桂附理中汤： 附片二两，干姜一两，肉桂三钱，白术三钱，党参八钱，甘草二钱。

四逆人参汤： 附片二两，干姜八钱，甘草三钱，人参三钱。

吴萸四逆汤： 附片二两，干姜八钱，吴茱萸三钱，甘草三钱，加肉桂三钱尤妙。

桃花汤： 赤石脂五钱，干姜五钱，粳米五钱。

赤石脂禹余粮汤： 赤石脂八钱，禹余粮八钱。

白头翁汤： 白头翁五钱，黄连二钱，黄柏三钱，秦皮三钱。

诃黎勒散： 诃子 10 枚，炒，去壳，研细，合热稀粥服之即效。

乌梅丸方： 附片二两，干姜八钱，人参四钱，当归四钱，黄连二钱，黄柏二钱，桂尖五钱，细辛二钱，花椒三钱，乌梅三枚。

以上各方，均为旧衡分量，小孩酌减剂量。

有表先解表，无表当头下，调气兼行血，痢止再议补——吴生元补议。

3. 结语

总而言之，不论红痢、白痢，腹痛甚，里急后重剧者，乃湿热之征；腹不痛，或略痛，里急后重轻微者，乃虚寒之验。明乎此，则辨证不难矣。此外，张景岳所谓"虽其变化多端，然总不外乎表里寒热，而尤于虚实之辨，更为切要"；喻嘉言主张"首用辛凉以解其表，次用苦寒以清其里"，并指责医者"徒执常法，不分标本先后，不辨虚实之罪"。此二氏之说，均有参考价值。个人对痢疾一证缺乏研究，过去在临床治疗中分此证为四纲，以作辨证论治之依据，此亦不过点滴之经验而已，特提出以供同道研讨，并祈指正。（1945 年 7 月 18 日《国医周刊》创刊号）

下面举例领悟吴氏痢疾证治经验。

■彭某，男，35 岁。禀赋素强，偶停宿食，兼有湿热，于 1929 年 9 月 15 日夜起入厕，感受风寒而起病。初起即发热吐泻，头疼体痛，自汗而畏寒，继则下痢赤白，小腹痛甚，里急后重，每便仅一二匙，日夜无度，小便短赤，噤口不食，脉来浮弦而兼紧象，舌苔白腻，舌尖绛。

按病原系湿热夹食积阻遏肠胃，复感风寒外邪，闭束太阳经气运行之机，表寒外束，又有湿热内逼，以致身热下痢，此即所谓"协热痢"。法当表里双治，以桂葛汤解肌表之邪，佐小承气汤加黄连下宿食而清湿热。

葛根 12g，桂尖 10g，杭芍 20g，大黄 10g（泡水兑入），油朴 12g，枳实 10g（捣），黄连 5g，生姜 10g，小枣 7 枚，甘草 3g。

服上方 1 剂始尽，即见汗出，汗后热退脉平。表邪已解，痢亦减轻，惟湿热食积尚阻遏胃肠，湿热内逼，痢未全止，每痢仍腹痛后重，遂以通因通用之法，拟大承气汤合槟芍顺气汤急下宿食兼清湿热。

生杭芍 24g，生大黄 12g（泡水兑入），枳实 10g（炒、捣），厚朴 10g（炒），槟榔 12g，麦冬 12g，广木香 5g，芒硝 5g，黄连 4g。

上方服后，得快利稀粪二三便，腹痛后重及赤白痢均减去十之七八，腻苔已退，稍进稀粥。惟小便仍短赤，思食冷物水果。此病状虽减而湿热痢毒未净，仍照原方加减主之。

生杭芍 20g，生大黄 6g（泡水兑入），黄连 5g，油朴 10g，麦冬 12g，玄明粉 5g，广木香 4g。

服后又下出溏薄粪便 2 次，痢遂止，肛门稍坠，食量较增，小便尚赤。余热尚未全清，继拟下方治疗。

沙参 13g，寸冬 13g，木通 10g，生杭芍 13g，酒炙大黄 5g，厚朴 10g。

服上方后饮食复常，神形健如，痢止溺清，腹痛若失而瘥。

原按：余遇下痢之证，身热头体痛有表证者，当即以桂葛汤先解表邪。若无表邪，则当头以凉下为急，如此疗法，无不效如桴鼓。苟不解除表邪，则身热不退，易转危笃。故《内经》云："利证身热不休者死。"不行攻下，邪热痢毒亦不能除。若属久病虚寒者，又当以温固之法治之。

■**小儿湿热痢（三阳合病下痢）案**

李某，女孩，1岁半，1964年4月8日来诊。患麻疹兔后，大便下利红白已10余日，发热39.8℃，寒热交作，面赤气促，多啼哭，夜不入睡，口渴而喜饮。每日大便泻十七八次，量不多，色绿而赤白黏液间杂，欲便时啼闹不休（腹中痛），哭甚方解，解便不畅（里急后重，滞下不爽），小便短赤，脉细数，指纹青紫而浮，苔白腻，曾服止痢西药数日未见愈。此乃三阳合病下痢之证。

桂枝15g，葛根10g，柴胡6g，黄芩3g，黄连3g，榔片3g，杭芍10g，小枣5枚，生姜2片，甘草7g。

昨日1剂连续煎服6次，得微汗。今日已热退身凉，大便3次，色黄半干，稍带黏液，赤色已不见，小便转清，口已不渴，能食软饭。脉转缓，指纹青紫已退，色淡而细，苔薄白，质红润。此痢证已止，尚须调理，以桂枝汤加味1剂而收功。

苏条参6g，杭芍6g，法半夏6g，砂仁3g，桂枝10g，小枣5枚，生姜2片，甘草5g。

按：此证三阳合病下痢，吴氏化裁桂葛汤、柴胡剂于一炉，用药娴熟，充分表明吴氏治疗痢疾经验丰富。

九、伤寒与瘟疫之分辨

自抗战以还，兵灾浩劫，惨不忍闻；继以伤寒时现，瘟疫流行，苟治法不善，每多死亡，诚有令人谈虎色变之慨。值此《国医周刊》发行伊始忝谋公会同人，推余撰述，发扬国粹，为同道交换学识，既保卫社会健康计，爰不揣固陋，用将 40 年之经验略抒管见，分析于后，俾同道相互采酌，借作临床小补。顾学识粗浅，恐未尽当，尚望同志先进，不遗管窥，俯赐删正，用匡不逮。

按伤寒肇因，系感天时严寒之常气，或反常之气。如天应温而反寒，夏应热而反凉，腠理不密，感寒而生，不传他人。如此病症四时皆有，惟冬季感者为正伤寒。

盖瘟疫初起，系天时之厉气，如秋应凉而反温，冬应寒而反热，或兵灾水旱，饥馑之余，秽恶熏蒸，戾珍横行，家传户染，如应役然，此其较也。

又伤寒之客邪从皮毛而入，由表入里；瘟疫之客邪则从口鼻而入，由里达表。病之来路，亦不相同。缘伤寒初起，必有感冒之因，如单衣风露，当檐出浴，强力入水，临风脱衣，一旦感触则周身粟起。《伤寒论》曰："太阳病，或已发热，或未发热，必恶寒，无汗，头体痛，呃逆，脉阴阳俱紧者，名曰伤寒。"

按伤寒者，客邪伤于太阳寒水之经也，其中又有经之为病，即头疼项强，气之为病，即恶寒发热体痛之不同，太阳寒水之经气被伤，遂现以上病状，而为邪伤太阳肤表之症，以麻黄汤主之，麻桂杏草可期 1 剂，汗出霍然。如发热头体痛，发迷无神即但欲寐，脉微细之病情，为少阴经证，宜温经解表、扶正除邪，以麻辛附子汤主之，1 剂汗出即愈。若一旦误治，则变证莫测。

谚云："用药如用兵。"究其弊端，如药不胜病，犹兵不胜敌；误施滋补，犹闭门逐寇；误用寒凉，犹引贼深入；方药夹杂，犹奸细作祟。表散过甚，则汗漏不止，或大汗亡阳；误汗伤阴则邪传阳明，壮热谵语，二便燥结；凉下过甚则邪陷三阴，逼阳外浮，体温反增，外虽发热而内则真寒，重则阴盛格阳，反现唇焦齿枯，舌黑芒刺，耳聋无神，神昏谵语，寻衣摸床，搓空理线等阴极似阳之证，轻则晨轻暮重，或日轻夜重，体温潮热如阶梯状，如是危候，多系误治致重之坏症，而姜附肉桂有起死回生之功及一切辛温之品，皆可选用。此时唯一补救之法，仅以阴阳两字判断以挽垂危。照仲师法，阴证四逆白通以回阳，阳证承气白虎以存阴，助其枢转，运其真机，脏腑调和，统归胃气。"危急拯救，不靠人参"，此一句，为病家之脑后下一针也。

盖伤寒转阳证者少，转阴证者多。倘不识阴阳之法，遇阳证体温增高，效西法施以冰法退其热，亦多获效；如遇阴证体温增高时，仍以冰法退其热，则犹雪上加霜，不但不能退其热，反愈冰愈热，外虽热似火，内则冷如冰。故《经》云："病人身大热反欲得衣者，热在皮肤，寒在骨髓也。"世人每多患伤寒，卧床至二三星期，而体温尚未降低，如体健或病轻者，方药清淡，尚可转危为安；而体弱或病重者，方药杂投，待体温降低时，体内之真阳已耗尽无根而飞越。斯时腹内之阴霾四布，弥漫凝结如冰霜，各脏腑无阳气以维护，而现鼓胀腹痛之腹膜炎；以及头昏耳聋，郑声谵语，冷汗肢厥，不食无神，呃逆痰鸣，口张气喘，面色青暗或苍白，形神衰脱，或肠出血、肠穿孔等诸败象矣。如是危候，虽卢扁复生，亦难挽救，良可悼也。

瘟疫初起，其疫邪系从口鼻而入，潜伏于膜原之间，重则即感即发，甚有一时数变者；轻则有潜伏一周至二三周始发作者，未因感冒忽而憻憻恶寒，头体痛，继则发热而渴不恶寒，脉来浮数或宏大，面垢，舌白如积粉，此际疫邪尚未入里，以达原饮主之，斟酌病情表里相传者，三消饮主之。如舌苔现黄黑而生芒刺者，并加犀角、黄连，大剂凉下以救真阴，而硝黄、石膏有起死回生之效及一切清凉之品皆可选用。倘误以温补，或强发其汗，必成阳极似阴，身冷肢厥阴竭而逝。且此病退时，或出斑鼻衄，狂汗、战汗、自汗等，皆欲愈之候。

　　盖瘟疫转阴证者少，转阳证者多；伤寒出斑则病进，瘟疫出斑则病退；伤寒重在救阳，瘟疫重在救阴；阴证呃逆谵语，当温燥以扶阳；阳证呃逆谵语，当凉下以救阴；伤寒初起当发汗，瘟疫初起忌发汗；伤寒初起最易治，瘟疫初起最难疗；伤寒失治易亡阳，瘟疫失治易亡阴。伤寒由六经相传，有顺传、逆传之分，汗下失逆，马上变症；瘟疫则由表里相传，有九传之别，汗下失宜，生死立判。阳极似阴，则口气蒸手而消渴；阴极似阳则口气不蒸手，虽渴而不消，热极反见小便清长如水，注意脱阴；阴极反小便短赤如血，注意脱阳。阴证四肢厥逆，属阴寒内盛，真阳将绝；阳证四肢厥逆，属热深厥深，真阴将尽。此二证救治之辨也。然二证误治，变化无穷，因限于篇幅，不能一一详及，兹不过略述大意耳，高明谅之。

第五章

吴佩衡家庭备用验方

前言

先父吴佩衡老医生，遗留下一份临床验方底稿，我因忙于诊务，无暇整理。此篇是他生前赠送友人作为家庭备用验方初稿，30 多年来，对我在工作中帮助很大。今结合我个人的体会，加以整理，列为一册，共十三项。由于我的水平所限，在整理中存在不少缺点和错误，欢迎大家批评指正。

特别声明：本文仅为分享学术经验所用，文章中的中医药需在专业人士指导下才可使用。尤其是附片，不明其药理及煎煮用法者，绝对不可抄袭使用。读者更不可照搬医案中的中医药用法，以免出现不可预料的后果。（1979 年 1 月 18 日，吴元慧整理初稿于昆明市金碧卫生院）

许多名医为了向家人、门徒传授经验，都编有自己临床方药秘本传授之，典型如丁甘仁先生传有"丁甘仁家传珍方"262 首。本篇为吴佩衡生前赠送友人作为家庭备用验方，无疑显现了吴佩衡的重要临床经验，由其女儿吴元慧整理而成，当然是珍贵文献。考虑到本文资料之珍贵性，特予全文录用，仅做了部分技术性改动。

一、感冒证

无论男女老幼，凡感冒风寒，初起必有感冒之因。简例为五类，即单衣风露、当檐出浴、强力入水、临风脱衣、冒雨感寒，此为伤寒感冒之起因。斯时或已发热，或未发热，必恶寒头体痛，或涕清喷嚏，而加咳嗽。舌白润，不渴饮，即渴而喜热饮不多。脉浮紧，或沉细而加紧象。法当温经解表，以麻辛附子汤主之，1 剂汗解立效。

麻辛附子汤：川附片 35 ～ 62g，北细辛 3 ～ 6g，生麻茸 6g，生甘草 6g，生姜 3 片。

体痛加桂尖 10 ～ 15g，如风寒重，可将麻、辛剂量加重。咳嗽痰多，加广陈皮 10g，法夏 10g，体弱者附片可酌加。小儿以年龄大小剂量酌减。服药期间忌服生冷、油荤。如发热而渴冷饮，不畏寒者是温病，又当辛凉解表，此方忌服。

上方用开水先煮附片 3 ～ 4 小时，试尝以不麻口为度；再加诸药，煎 15 ～ 20 分钟后温服，服一盏或二盏后，盖卧出汗为度。1 剂如汗出病退，即勿再服矣。

如头尚昏痛，或下午又复潮热者，以白通汤主之。头剧痛者，以白通汤加生麻根 10g，或羌活 8g；体痛加桂枝 15g，细辛 4g；尿黄或量少，加茯苓 15g。

白通汤方剂：川附片 65g，干姜 20g，葱头连须 3 个。

二、阳虚证

无论男妇老幼，头昏无神，食少胸闷。四肢感冷，或腰腹疼痛及一切虚寒无神之病情，均系阳神内虚，阳虚则生内寒，以四逆汤主之。

四逆汤方剂：川附片 65 ～ 100g，干姜 20g，甘草 6g。

上方如虚甚寒重者，剂量可加一、二、三倍。食欲不振，加砂仁 6g，鸡内金 6g；头眩晕，加天麻 10 ～ 15g；胃痛，加吴茱萸 8g，公丁香 8g，肉桂 10g；

溺少，加茯苓 15g；腹胀肠鸣，加广木香 6g；腹痛，水泻，加苍术 10g，白术 10g。

按：参芪、归术、熟地、枸杞、鹿茸等药物，害多益少，不可常服，有病时更当禁服。如素禀虚弱者，鹿茸尚属有效，可补益身体。

四逆汤常服可强心补肾，兴奋神经，回阳生津，食增神健，二便通畅，口润眠佳，内寒不易生，外邪不易入，由真阳内充，抵抗力强也。若男子劳心亏肾，神经衰弱，女子经信不调，值月经期腰腹疼痛，或带下淋漓，血崩成块（俱宜服之）。孕妇安胎，临盆前服二三剂，易产不难；如胎衣不下，加肉桂更效，由于使其阳气内充也。

人之所以生者，阳也。阳虚则多病，阳亡则死，阳旺则百病不生。《易经》曰："阳生阴长，天一生水，即坎水也，亦肾水也。"又曰："阴长阳消，乃邪阴寒湿，非真阴与真水也。"故四逆汤为扶阳抑阴，起死回生之方也。

三、使用附子的意义概说

1.附子产于我国四川、陕西、云南等地。中药所用附子，主要采用四川乌头，取肥大侧根，经加工炮制切片入药，通称附片。

2.附子的性味辛苦，大温大热，有毒。

3.归经通十二经，侧重入心、脾、肾经。

4. 功用温中扶阳，散寒，除湿，止痛。又附子能温暖水寒，补命门真火，回阳生津，驱逐阴寒，回阳救逆，温燥脾湿，温暖肾水。

附子的临床应用很广，但它不是万应药，有其适应证，必然也有它一定的禁忌证。我们对待附子也如同对待其他任何一种药物一样，要用一分为二的观点来分析它的药理特性和临床效用，更要以科学的态度认真加以研究。

5. 使用附子的禁忌证及注意事项概要

（1）禁忌证：①感冒发热时，不配合解表药物时不宜用；②实证，热证，阴虚证不能用；③辨证不清的发热证候暂不使用；④孕妇慎用；⑤煎煮不透者不能服用；⑥霉烂变质者不能用。

附子的功效，能催促血液循环，通行十二经，走而不守，温润而不燥烈，能驱逐脏腑经络、筋骨之陈寒痼冷，抵抗风寒。入麻辛中使之温散风寒，汗后毫不伤正。强心固肾，回阳生津，生气生水，强心生血，诚却病延年之妙品也。

（2）注意事项：①如遇春天温病，夏天暑证，发热而渴不畏寒，反恶热者，如红白痢初起、腹痛里急后重及一切大热症、烦渴饮冷者，均当禁服。②附片先用开水煨透，必须煮得烂熟，尝试之，以不麻口为度，然后再加诸药，煨10多分钟即可。

6. 附子中毒的原因及解救方法

凡附子中毒，其原因不外乎附片不透，或服附子药后即刻吹冷风、淋雨、吃生冷、或着冷水等。据附子内含有多种生物碱，其中主要是乌头碱。乌头碱不耐热，煮沸时间越久，毒性降低越甚，但其强心作用却基本保存。如一旦不注意，有附子中毒现象，其解救方法：①卧床，最好是侧卧，以免呕吐物吸入呼吸道；②引吐，及早清除食入毒物，洗胃导吐亦可使用，但要用温水，切忌用冷水洗胃；③一定要使患者保持温暖，不能受冷；④轻度中毒时，可用猪油红糖水服下，但此法对解毒效果无特效；⑤上肉桂 3～10g，泡开水频频喂服（肉桂有强心作用）；⑥新鲜芫荽煮水频频喂服，解救效果明显；⑦肉桂 3～10g，桔梗 3～10g，防风 3～10g，甘草 3～8g，生姜 3 片，老幼酌减。

四、春温夏暑浅说

1. 春季温病初起，面垢，脉浮数，发热，头体痛，不畏寒，渴喜冷饮。夏季暑证，发热，头体痛，与伤寒相似，惟不恶寒而渴以别之。其症面赤多汗、脉浮虚。两证初起，均以麻杏石甘汤主之，1 剂汗出、脉静、身凉。

2. 如壮热，大渴，饮冷，溺短，脉洪大者，宜以白虎汤或人参白虎汤主之。总之以不恶寒，畏热，烦渴饮冷为标准。

麻杏石甘汤：麻黄 8g，杏仁 6g，生石膏 20g，生甘草 6g。

白虎汤：沙参 15g，石膏 30g，知母 15g，生甘草 3g，粳米一撮。

如有畏寒不渴，或渴喜热饮，有寒邪内伏，前方万不可轻试。否则必引邪入阴分，病变莫测。

3. 如舌苔厚腻，夹黄白而干燥，或生芒刺，大便结，小便短赤等，或日晡潮热谵语，头上有汗，属阳明腑证，即肠胃热结证，宜急下之，以大承气汤主之，必以烦渴饮冷为准。

大承气汤：大黄 15g，芒硝 12g，枳实 12g，厚朴 12g。

渴甚者，加麦冬 15g，生石膏 30g。

注意：倘不渴饮，或微喜热饮一二口者，禁服凉下之方，否则生死立判。

五、痢疾

五六月间，如有时毒下痢红白，腹痛，里急后重，或禁口不食，日下十余次，或数十次，每次不过一二匙而已。如脓血如牛鼻涕，夹血水，属湿热内逼，急宜下之为妙。倘胆小不敢下，姑息养奸，必变剧致使肠溃烂而有生命之虞。

1. 下痢赤白者倘兼身热头体痛者，必系外有风寒表邪，内有湿热，宜先解表邪。表邪解，痢即松。如表解热退后仍见下痢者，以槟芍顺气汤主之。

槟芍顺气汤：槟榔 10g，杭芍 15g，枳实 10g，厚朴 10g，芒硝 10g，广木香 3g，车前仁 6g，生甘草 3g，大黄 10g。

以上是下法，以上方下之即效。

2. 痢证发热解表剂

（1）桂葛汤：桂枝 15g，杭芍 15g，葛根 15g，生甘草 3g。

体痛无汗加麻黄 6g，小枣 5 枚，生姜 3 片。

（2）春季风大，有伤风感冒，身热头体痛，自汗不渴，脉浮缓者，以桂枝汤主之。

桂枝汤：桂枝 15g，杭芍 15g，生甘草 6g，小枣 7 枚，生姜 3 片。

服药后啜热粥一盏，以盖卧出汗为度。

（3）恶寒发热，头体痛，不渴饮，无汗，脉浮紧者，以麻黄汤主之。

麻黄汤：麻黄 10g，杏仁 10g，桂尖 15g，生甘草 6g。

服后出微汗即愈，勿再服矣。

六、疟疾

1. 如发疟疾属间日疟，午后发作，寒多热少，喜热饮，以小柴胡汤主之。即伤寒六经中少阳证，寒热往来，口苦，咽干，胸满，目眩，喜呕。

小柴胡汤：沙参 12g，柴胡 12g，酒芩 8g，法半夏 10g，生草 6g，小枣 5 枚，生姜 3 片。

2. 如发疟属阴疟，寒多热少，以白通汤主之。

白通汤：川附片 62g，干姜 20g，葱白 3 个。

3. 如发热而渴饮，热多寒少者，属温疟，以桂枝白虎汤主之。

桂枝白虎汤：桂枝 15g，石膏 20g，知母 12g，沙参 15g，生草 6g，白米一撮。

七、霍乱

夏季阴雨初至，湿毒重，每有霍乱证，属大传染病之一，颇危险。如治法不善，即有生命之虞。故拟特效方剂于后，以备家庭常用。

1. 霍乱初起，吐泻交作，吃水即吐，身热头体痛，小便不利者，此系有外感表邪，太阳膀胱之气不化也，斯时以五苓散主之。

五苓散：桂枝尖 15g，白术 12g，茯苓 15g，泽泻 10g，猪苓 10g。

2. 上证无外感，不发热，吐泻交作，腹痛出冷汗者，以附子理中汤主之。

附子理中汤：川附片 65g，沙参 15g，白术 12g，干姜 20g，生草 6g。

3. 上证吐泻甚者，如手足冷、出冷汗、腹中绞痛，以四逆汤主之。

四逆汤：黑附片 100g，干姜 20g，生草 8g。

上方加公丁香 6g，吴茱萸 8g，上桂 12g，茯苓 15g，更妙。甚则人无神者，加倍主之，连进数剂为妙。此证倘服清凉、消食、表散等剂，必殆无救。

4. 如上症吐已下断（即吐泻已止），病尚沉重，汗出而厥，四肢拘挛，脉微欲绝者，缘吐无可吐，下无可下，乃阴阳气血俱虚，水谷俱竭，无有可吐而自已，无有可下而自断也。汗出脉微欲绝者，无阳气以主之也；四肢拘急者，无津液以养之也。此际若用四逆汤姜附之温，未尝不可以回阳，倍用甘草之甘，未尝不可以滋阴，然恐其缓而无济也。若用通脉四逆汤，倍用干姜之勇，似可追返元阳，然恐大吐大利之余，骤投大辛之味，内而津液愈涸，外而经脉愈挛，顷刻死矣。仲师于万死中觅一生路，取通脉四逆汤，以回其厥，以止其汗；更佐以猪胆汁生调，取生气俱在，苦先入心而脉复，以猪胆汁补中焦之汁，灌溉于筋，则拘挛解。辛甘与苦甘相济，斯阴阳二气顷刻调和，即四逆加人参汤之意。但人参亦无情之草根，不如猪胆汁之异类有情，生调顺其生气，为效倍神也。个别医家认为白通加猪胆汁法是格阳不入，借苦寒以从治之，此法差矣。须知此方即仲景霍乱篇，霍乱症吐泻过甚，阴阳俱竭，乃最危险之病状，无可挽救之时，仲师特于万死中觅一生路，以四逆加猪胆汤挽救危亡于顷刻也。

四逆加猪胆汁汤：生盐附子二大枚（先煮三四小时洗去垢，切片），川干姜 20g，炙甘草 15g。

恐病危时间不许可，改用黑附片。上方药剂煎好，每次用鲜猪胆汁滴七八滴入药服之。胆汁必俟药汁半温时，始兑入为妥。

八、妇科胎前产后及下乳汁方

1. 凡女科受孕后四五十日，有恶阻呕逆，精神缺乏，嗜卧少食，宜温中和胃降逆。轻则以干姜 15g，法半夏 10g，砂仁 8g，生甘草 6g，服二三剂即愈。

2. 如呕吐无神，以四逆汤加公丁香 3g，法半夏 10g，砂仁 8g，更效。如食少神倦，常服四逆汤为妙。

3. 临盆时流血过多，服用佛手散。

佛手散：全当归一大支，川芎 15g，龟甲 15g，血余炭（即乱发）一团烧灰。

如神气不足，加黄芪 31g，黑附片 62g。

4. 产后，生化汤祛瘀生新，服 1 剂为止。此方治产后子宫收缩，腹痛。

生化汤：当归 15g，川芎 10g，桃仁 6g，红花 3g，肉桂 6g，生草 3g，黑姜 10g。

5. 乳汁少，宜以白附片 120g，通草 10g，生姜 60g。上方炖七孔猪前蹄及鸡羊肉均佳，多炖几次，服之必效。

九、眼科概要

无论男女老幼，如目赤红肿，多眵，赤丝缕缕，涕清泪多，或兼头疼，甚则生翳，纯系受风寒所致。寒则血络凝滞不通，致使眼中赤脉凝结，发炎而肿痛。风寒眼痛初起，绝非肝热心火所干也。此证必然脉浮，必须辛温解表。注意勿服过寒之药，否则多成瞖目。特介绍数方如下。

1. 风寒眼痛初起，如上述症状者，以桂麻各半汤加减主之。

明党参 35g，麻黄 8g，细辛 6g，桂枝 15g，杏仁 5g，草决明 8g，法半夏 10g，蝉蜕 8g，杭芍 8g，桔梗 8g，防风 10g，甘草 6g，生姜 3 片。

2. 如上方效果不大，仍有涕清、头痛、畏寒等症状，当以麻辛附子汤加羌活 6g，桂尖 15g，生姜 10g，服一二剂立效。继以白通汤服二三剂即痊愈。

3. 久患老眼目疾，绝无邪火邪热等情，仍以白通、四逆等方主之，连进数剂无不见效，加肉桂更妙。切勿妄听平肝清肺、泻心火及滋阴降火等法，误以清凉眼科等药，为害不浅。不少眼疾致使盲者，为清凉眼科药物之贻误也。余非偏见，经治愈者多数，有此经验且有真理，有证据可凭。试问有些瞽者，问其所服何药所致，即明证误治之铁证也。

十、乳痈

乳疾：产后有乳痈肿痛者，如治法不善，亦误事不小。一经溃烂，以后影响乳哺，子母受苦不浅。缘初起或因肝气郁滞，或受风寒闭束，乳管凝结不通，以致发炎肿痛。此际头痛，体酸，畏寒者多，特拟方如下：

附片 60g，桂尖 15g，麻黄 6g，细辛 6g，炙香附 10g，通草 6g，甘草 6g，生姜 30g。

上方服一二剂即大效，服药期间忌服油荤生冷食物。继以白通汤一二剂，即取特效。

上症倘误以清凉解毒，或外敷凉药，必致成脓疮溃烂，甚则有延久变成乳癌、阴疽，而致有生命之虞也。

十一、牙痛概说

按牙痛一症，如其状属于肝火、心火、胃火或阴虚火旺，属实火者，不外以生地、石膏、大黄、黄连、栀子等凉下之。如属虚火者，投以上述诸剂，不但无效，反伤元气，抑且增剧。以余数十年临床体会，属虚寒者十居八九，属实火者十之一二。如牙痛龈肿者，有头痛畏寒，或兼肢体酸困，舌苔白滑而不渴饮，或喜饮热水不多等症状，系有外感风寒闭束，阻塞经络不通，以致使牙神经血管凝滞不通。牙属肾，因肾阳虚无力温化其凝滞之客寒，以致牙痛龈肿，此证初起拟方如下：

1. 风寒牙痛方：苏条参 35g，麻根炙 10g，山豆根 6g，桔梗 10g，桂尖 15g，夏枯草 8g，细辛 6g，防风 10g，砂仁 8g，法半夏 10g，生姜 3 片。

2. 此证服上方效果不大，加上头剧痛，体酸痛，畏寒尤甚者，以四逆汤加麻、辛、桂、上肉桂，服下盖卧，汗出即愈。

四逆汤加麻辛桂上肉桂方：川附片 65g，麻黄 6g，细辛 6g，桂尖 15g，上桂 6g。

如表邪解后，牙尚微痛，上方去麻黄，再进一二剂即效。

3. 如无恶风、头痛、畏寒、体酸等状，仅牙痛不渴饮，牙龈肿与否，统以四逆汤加上桂、细辛，连进二三剂即愈。

4. 无外感仅牙痛，亦可以下方治疗：川附片 60g，砂仁 12g，龟甲 12g，黄柏 5g，炙草 8g。

5. 仅牙齿热痛，并无其他痛苦者，亦可下方治疗。

封髓丹：黄柏 12g，砂仁 10g，甘草 10g。

6. 如大便秘结，牙痛，口燥，舌红，或夹黄苔，喜冷饮者，又当凉下主之。如生石膏、生地、黄连、大黄、芒硝、玄参等治之亦特效，否则无邪热证据足征，误服愈重，为害不小，凉下之剂万勿轻试。

十二、喉痛

按咽喉肿痛一症，一般人皆云喉火胃热，治法总不外玄麦甘桔汤，甚至用黄连、大黄等凉下之剂。如确系胃火实热上攻，咽痛舌干，渴喜冷饮者，服之固效。然以经验所识，如属真热证，法当凉下之。如系外感风寒，畏寒、头痛，体酸，或兼发热，咽痛，扁桃体红肿，或起白泡，不渴饮，即渴而喜热饮不多，舌白滑，脉浮紧或沉紧。此系风寒之邪闭束，致周身经络不通，寒重则咽喉间血络亦凝结不通，致红肿发炎作痛，非热邪结于咽中也。喉腔起白泡，一般多断为白喉症，但中医则分表里虚实寒热之不同而用药也。

上述属外感引起的假热证，应速以四逆汤加麻、辛、桂尖、半夏，或再加桔梗，甚则加肉桂服之，覆卧出汗为度。汗后表邪解，咽痛即愈。如病已减，咽痛未痊愈，继以四逆汤加肉桂、细辛、法半夏、夏枯草、桔梗，再服一二剂即瘥。

倘无外感风寒，仅咽中干痛、不渴饮者，以甘草18g，桔梗18g，服一二剂即愈。

按咽痛一症，要辨证施治。无论男女老幼，凡是咽痛口润（即喉不干燥），痰多不渴饮，舌苔白滑，咽喉红肿与否，均系里寒湿痰内结，使咽喉血络凝结不通，以致咽喉发炎肿痛，甚则成单双蛾。若误用寒凉之剂，必变证莫测，且有生命之虞也。

十三、认证寒热标准概说

阳证（即热证）：身轻恶热，口臭气粗，声音响亮，张目不眠，大渴饮冷不休，小便短赤，畏热烦躁，口气蒸手，一切有神。

　　阴证（即寒证）：身重恶寒，声低息短，少气懒言，目瞑蜷卧，不渴饮，即渴而喜热饮不多。寒极亦有喜冷饮者，不过只能饮一二口而已，不似热证之消渴连饮数碗，小便短赤，口气蒸手。阴证是口气不蒸手，人无神。

第六章

吴佩衡医论精选

一、论医箴言

敢诩救人即救国，须知良相媲良医。

有才无德，有德无才，均不足为良医，应当以德统才，方为优秀的医生。

真传一张纸，假传万卷书。

伤寒论活方活法，可治万病而有余。

（以上均引自《著名中医学家吴佩衡诞辰 100 周年纪念专辑》）

余本仲景定法为旨规，盖仲景之法本汤液遗意，去杂乱方药，制作有法，加减有度，极神妙，极稳妥，极有效，非后贤之所能仰窥。方虽百余，似觉不杂，变化活泼圆通用之，亦足以尽治万病而有余，此余之所以拳拳而服膺也。（《医验一得录》）

故凡万病皆有或阴或阳之症，宜深识而明辨焉。苟执一法以绳之，鲜有不失且误也。故治法贵在活泼圆通，宜求其阴阳虚实表里寒热之实据而消息之，则所失者或寡矣。虽然阴阳之实据未易明也；阳极似阴，阴极似阳，未易辨也；将寒作热，将热作寒，虚虚实实，杀人而不悟者，比比然也。故余于此尝三致意

焉，幸于仲景书中别有妙悟，更益以陈修园、郑钦安、唐容川之阐发说明，而所谓金针之度者，其在斯乎？（《医验一得录》）

阳长阴消为吉兆，苟非亢极，无不以得阳为庆幸；阴盛为不祥，故春夏温燠，万物有生茂之机；秋冬寒冽，草木呈零落之象。人之少壮、衰老、康强、疾病，亦莫不以阴阳消长而顺宇宙之大化焉。（《医验一得录》）

是以人之所患，常在阳虚；治疗之方，扶阳为准。近世人智进化，身多脆薄，阳虚者十常八九，设肆意寒凉，攻伐太过，其弊诚不可胜言也。故余生生之至理及 10 余年读书、临证经验之所得，凡遇阳虚不惮用姜附，且以人身脆薄，药必胜病之故，分两稍微加重，岂有他哉？诚以病情病势如此，不能不如此也。乌附虽为毒药，若用之得当，煎之极熟（宜以滚水煨用，一二两者宜煎二三句钟（一句钟是 15 分钟），三四两四五两者宜煎三四句钟四五句钟不等，总以偿之不麻为度），则有力起沉疴之功，并无熬干阴血之患。此《内经》所以云有故无殒，而仲景亦以为极有用之品也。（《医验一得录》）

谚云："用药如用兵。"究其弊端，如药不胜病，犹兵不胜敌，误施药补，犹如闭门逐寇；误用寒凉，如引敌深入；方药夹杂，犹如奸细作祟；表散过甚，则汗漏不止，或大汗亡阳；误汗伤阴，则邪传阳明，壮热谵语，二便燥结；凉下过甚，则阴陷三阴，逼阳外浮，体温犯增，外虽发热，内则真寒，重则阴盛格阳反现唇焦齿枯，舌黑芒刺，耳聋无神，神昏谵语，循衣摸床，撮空理线等阴阳格拒似阳之证，轻则晨轻暮重，或日轻夜重，体湿潮热如阶梯状，如是危候，多系误治致重之坏证，而姜附、肉桂有起死回生之功及一切辛温之品皆可选用。此时唯一补救之法，仅以阴阳二字判断以挽垂危。照仲师法，阴证四逆、白通以回阳，阳证承气、白虎以存阴，助其枢转，运其真机，脏腑调和，统归胃气。危急拯救，不靠人参，此一句为病家之脑后一针也。（《伤寒与瘟疫之分辨》）

用药如用兵，兵不在多而只在精。（《著名中医学家吴佩衡诞辰100周年纪念专辑》）

正治之方决勿夹杂其他药品，如果加入寒凉之剂则引邪深入；加入补剂则闭门留寇，必致传经变证，渐转危笃费治。（《医药简述》）

病至危笃之时，处方用药非大剂不能奏效。若病重药轻，犹兵不胜敌，不能克服……只要诊断确切，处方对证，药量充足，即能克敌制胜，转危为安。古有"病大药大，病毒药毒"之说，故面临危重证候勿须畏惧药毒而改投以轻剂。否则杯水车薪，敷衍塞责，贻误病机，则危殆难挽矣。（《吴佩衡医案》）

病之当服，乌、附、硝、黄皆能起死回生；病不当服，参、芪、归、地亦可随便误人。故谚云："人参杀人无过，附子大黄救人无功。"关键在于能否分清虚实寒热，当用不当用而已。（《中药十大主帅》）

药物是纠人阴阳之偏，不似水谷之益人。若认为药物滋补可以长生，多是误人入歧途。因阴阳以平为期，《内经》所言"阴平阳秘，精神乃治"，一语道破天机。故吾为人治病，只求医得患者能食能寐即停药。盖水谷常食人多寿，参、茸多食人常夭。何况求医之人，平民为多，岂能有常服参茸之经济能力？当时时以此为记，则虽医术不高亦不致害人害己。（《著名中医学家吴佩衡诞辰100周年纪念专辑》）

西医重视看得见的结构，中医重视看不见的气。就像一台蒸汽机，西医强调不断运转的机械，中医强调推动机械运转的

蒸汽，最终目标都归结到运转上，归结到机体的生命和生命力。（《著名中医学家吴佩衡诞辰100周年纪念专辑》）

即以中西医而论，亦各有长短，互有优劣，故常有中医束手经西医全活者，亦常有西医束手经中医全活者。（"驳冯友兰论中西医药"）

以余观之，中西医各有所长，设能虚心研究，参校得失，挈长舍短，以求沟通，则诚人类之幸福也。若互訾得失，不能虚心以求，亦无聊之甚也。（《医验一得录》）

二、论附子

其母根名川乌，产于四川龙安县高寒山区，由农民每年秋后采回，移种江油与樟明两县，再由人工培养而成。冬月种植入土，到次年二月苗高近尺，始施肥。稍长即打台并割去旁枝小根，使其气坐根长，少生几枚，而附子生长较为肥壮，成熟体大。因两县是黑油砂土，比较肥沃，其他各县土质则不适合，故附子为此两县特产，四川俗谚有"江油附子龙安种"之说，此为药物中比较特殊之种植法也，在六月至七八月之间即可采收。其附子主根（川乌）新生二三枚者，名曰附子，独生一枚较长形者，名曰天雄，效力更大。新采收的附子，应先用盐胆水（即卤水）浸泡，以防止霉烂。浸数日后取出，再用清水漂洗，将胆水漂净，蒸去皮，切片制晒而成附子片（但亦有未去皮者）。其母根名四川乌头，体质已粗老而轻松，其效用只能驱风逐寒，不似附子体重粉质多而能回阳救逆也。

上古及后汉张仲景，系用生附子与火炮附子两种，其量一枚至三枚。煎煮时，用水一斗，煮取三升或五升，量已煮透，服之不麻口。后世因煎煮不得法，服后往往产生麻醉，始用种种制法而成熟附片，意在减少其麻醉之性。其实附子只在煮透，不在制透，故必煮到不麻口，服之方为安全。现在一般应用除附片外，尚有一种生盐附子，效力更大。其驱逐阴寒，回阳救逆，可用生附子；用之以温暖水寒，补命门真火，回阳生津，则用熟附片。其作用小有差别，临床时应分别使用。

《本经》云："附子气味辛温有大毒，主治风寒咳逆邪气，寒湿踒躄，拘挛膝痛，不能行步，破癥坚积聚，血瘕金疮。"

张隐庵曰："附子禀雄壮之质，具温热之性，故有大毒。《本经》下品之药，大约有毒者居多。《素问》所谓毒药攻邪也。夫其攻邪而正气复，是攻之即所以补之。"

陈修园曰："《素问》谓，以毒药攻邪，是回生妙手；后人立补养等法，是模棱巧术，究竟攻其邪而正气复，是攻之即所以补之也。"

附子味温，火性迅发，无所不到，故为回阳救逆第一品药。《本经》云："风寒咳逆邪气，是寒邪之逆于上焦也。寒湿踒躄，拘挛膝痛，不能行步，是寒邪着于下焦筋骨也。癥坚积聚，血瘕，是寒气凝结，血滞于中也。"考《大观本草》"咳逆邪气"句下，有"温中金疮"四字，以中寒得暖而温，血肉得暖而合也。大意上而心肺，下而肝肾，中而脾胃，以及血、肉、筋、骨、营卫，因寒湿而病者，无有不宜。即阳气不足，寒自内生，大汗、大泻、大喘、中风卒倒等证，亦必仗此大气大力之品方可挽回，此《本经》言外之意也。

吴绶云："附子禀雄壮之质，有斩关夺将之气，能引补气药通行十二经，以追复散失之元阳，能引补血药入血分，以滋不足之真阴；引发散药开腠理，以驱逐在表之风寒；引温暖药达下焦，以驱逐在里之寒湿。"

　　张隐庵《本草崇原》论附子云："凡人火气内衰，阳气外驰，急用炮熟附子助火之原，使神机上行而不下殒，环行而不外脱，治之于微，奏功颇易。奈世医不明医理，不识病机，必至脉脱厥冷，神去魄存，方谓宜用附子。夫附子治病者也，何能活命？甚至终身行医而终身视附子为蛇蝎，每告人曰附子不可服，服之必发狂而九窍流血，服之必发火而痈毒顿生，服之必内烂五脏，今年服之，明年毒发。

　　嗟嗟！以若医而遇附子之证，何以治之？肯后利轻名而自谢不及乎？肯自居庸浅而荐贤以补救乎？必至今日药之，明日药之，神气已变，然后复之，斯时虽有仙丹莫之能救。贤者于此或具热衷，不忍立视其死，间投附子以救之，投之而效，功也；投之不效，亦非后人之过。前医惟恐后医奏功，祇幸其死，死后推过，谓其死由饮附子而死。噫！若医而有良心者乎？医不通经旨，牛马而襟裾，医云乎哉？"

　　按此段论说，痛快透彻，洞见癥结，执行此道者，应熟读勿忘，深入钻研，切勿效终身行医，而终身视附子为蛇蝎，若医而遇附子之证，何从治之？于临证时应分清虚实寒热，当用则用，有是病用是药，定能指下生春，活人无量，切勿以人命为儿戏也。

　　黄元御曰："附子味辛苦，性大温，入足太阴脾、足少阴肾经，暖水燥土，泄湿除寒，走中宫而温脾，入下焦而暖肾，补垂绝之火种，续将断之阳根，治手足厥冷，开脏腑阴滞，定腰腹之疼痛，舒踝膝之挛拘，通经脉之寒瘀，消疝瘕之冷结，降浊阴之上逆，能回哕噫，提清阳下陷，善止胀满。"可见本品为温燥脾湿，温暖肾水之良剂也。

　　根据以上昔贤之论证，可知附子对保障人类健康之功用极为宏伟，其主要方剂之组合，仅就张仲景《伤寒论》中最常用者述之。

四逆汤：甘草二两（炙），干姜一两五，附子一枚（生用去皮，破八片）。

上三味，口咀，以水三升，煮取一升二合，去滓，分温再服。

按四逆汤为少阴正药。太阳少阴合病，重发其汗，则汗出不止而现亡阳。此证用之，以招纳欲散之阳；太阳证亦有用之以温经，与桂枝汤同用之以救里；太阴证用之以治寒湿；少阴证用之以救元阳；厥阴证用之以回厥逆。

此方以生附子、干姜彻上彻下，开辟群阴，迎阳归舍，交接十二经，为斩旌夺关之良将，而以甘草主之者，从容筹划自有将将之能。

治太阴伤寒，脉沉腹胀，自利不渴者，以寒水侮土，肝脾俱陷，土被木贼，是以腹胀下利。附子温补其肾水，干姜、甘草温补其脾土也。脾主四肢，脾土湿寒，不能温养四肢，则手足厥冷。四肢温暖为顺，厥冷为逆。方用甘草为君，姜附所以温中而回四肢厥逆，故以四逆名焉。

治少阴病膈上有寒饮干呕者，以其肾水上凌，火土俱败，寒饮泛溢，胃逆作呕，姜、附、草温补水土，而驱寒饮也。

治厥阴病，汗出，外热里寒，厥冷下利，腹内拘急，四肢疼痛者，以寒水侮土，木郁贼脾，微阳不归，表里疏泄，姜、附、草温补水土，以回阳气也。

此方将干姜加倍为三两，名通脉四逆汤。治少阴下利清谷，手足厥逆，脉微欲绝者。以寒水侮土，木郁贼脾，是以下利；脾阳颓败，四肢失温，是以厥逆；经气虚微，是以脉微欲绝。姜、甘、附子温补里气，而益四肢之阳也。

郑钦安曰："按四逆汤一方，乃回阳救逆之主方。世多畏惧，由其不知仲景立方之意也。夫此方既列于寒入少阴，病见爪甲青黑，腹痛下利，大汗淋漓，身体畏寒，脉微欲绝，四肢逆冷之候，全是一团阴气为病。此际若不以四逆回阳救逆，一线之阳光即有欲绝之势。仲景于此，专主回阳以祛阴，是的确不易之法。细思此方，既能回阳救逆，则凡世之一切阳虚阴盛为病者，皆可服也，何必定要见以上病形，而始放胆用之，未免不知几也。夫知几者一见阳虚证，而即以此方在分两轻重上斟酌预为防之，万不可致酿成纯阴无阳之候也。一旦养成纯阴无阳之候，吾恐立方之意固善，而追之不及……不知用姜附之不早也。仲景虽未一一指陈，凡属阳虚之人，亦当以此投之，未为不可。所可奇者，姜、附、草三味，即能起死回生，实有令人难尽信者，余亦始怪之，而终信之。信者何？信仲景之用姜附而有深义也。故古人云：热不过附子。可知附子是一团烈火也。凡人一身，全赖一团真火，真火欲绝，故病见纯阴。仲景深通造化之微，知附子之力能补先天欲绝之火种，故用之以为君；又虑群阴阻塞，不能直入根蒂，故佐以干姜之辛温而散，以为前驱，荡尽阴邪，迎阳归舍，火种复兴，而性命立复，故曰回阳。阳气既回，若无土以复之，光焰易熄，虽生不永，故继以甘草之甘，以缓其正气。缓者，即伏之之意也。真火伏藏，命根永固，又得重生也。"

观郑钦安先生此段按语，极为精辟，既指出一切阳虚阴盛之病皆可用此方，并又说明当用而用之不早，则恐追之不及，其指导临床之意义颇大，切勿草草读过。至于以本方加减分两或药味而成之变方，在《伤寒论》中，总名之为四逆辈，兹抄录如下。

四逆辈，包括四逆汤，通脉四逆汤在内，共 10 方。

四逆汤：（详前）。

通脉四逆汤：生附子一枚，干姜三两，炙甘草二两。

通脉四逆猪胆汤：即通脉四逆汤加猪胆一合。

四逆人参汤：生附子一枚，干姜一两五钱，炙甘草二两，人参一两。

茯苓四逆汤：即四逆人参汤加茯苓六两。

吴萸四逆汤：生附子一枚，干姜一两五钱，炙甘草二两，吴茱萸一两。

干姜附子汤：生附子一枚，干姜一两。

白通汤：生附子一枚，干姜一两，葱白四茎。

白通加人尿猪胆汤：生附子一枚，干姜一两，葱白四茎，人尿（即童便）五合，猪胆汁一合。

甘草干姜汤：炮干姜二两，炙甘草四两。

附方：潜阳封髓丹。附子二两，西砂仁三钱，龟甲四钱，黄柏二钱，甘草二钱（本方剂量为老旧称）。

承气，攻阳之方也；四逆，回阳之方也。以干姜温气，则上焦之阴寒散而外阳回矣；以附子温水，则下焦之阴寒散而内阳回矣；得甘草之和中，则姜附之力合，上下连成一气而旭日当空，表里之阴霾自散。而误用汗、吐、下等法，或未经误治而病至阳亡，已现四肢厥逆者，即以此方主之，故名四逆汤也。加重干姜名通脉四逆汤，治阴盛格阳无脉之重证。加参则兼救真阴。加参苓名茯苓四逆汤，并可以救阴制水而交心肾。去甘草则名干姜附子汤，其热力愈强。去附子名甘草干姜汤，专回上中焦气分之阳。去甘草加葱白名白通汤，专交心肾之阳，以收水火既济之效。至于白通加猪胆汁人尿汤，以胆汁味苦入心，人尿味咸入肾，苦咸性寒之品能引阳入阴，而交通心肾之阴阳，故能阴阳并救也。通脉四逆加猪胆汤亦是此意，大补心肾之阴阳，有起死回生之功。加吴茱萸名吴萸四逆汤，其作用在于大温肝肾之阴寒而降浊阴之气，治四逆阴盛格阳，阴实之方也。阴消则阳自旺，而病自愈。至于在四逆汤中加参、苓、葱、胆、尿，是防止火热之药伤阴，且或升或降，阴阳并救者也。

自后汉以还，配有附子之方剂，实不可胜数，兹不过介绍其重要者而已。但是只要切实掌握此 10 方，且能圆通运用，即可治疗百数十种比较疑难之病，其功用亦不小矣。（《中药十大主帅》）

三、伤寒与瘟疫之分辨

盖瘟疫转阴证者少，转阳证者多；伤寒出斑则病进，瘟疫出斑则病退。伤寒重在救阳，瘟疫重在救阴。阴证呃逆谵语，当温燥以扶阳；阳证呃逆谵语，当凉下以救阴。伤寒初起当发汗，瘟疫初起忌发汗；伤寒初起最易治，瘟疫初起最难疗；伤寒失治易亡阳，瘟疫失治易亡阴；伤寒由六经相传，有顺传逆传之分，汗下失逆，马上变症；瘟疫则由表里相传，有九传之别，汗下失宜，生死立判。阳极似阴，则口气蒸手而消渴；阴极似阳则口气不蒸手，虽渴而不消。热极反见小便清长如水，注意脱阴；阴极反小便短赤如血，注意脱阳。阴证四肢厥逆，属阴寒内盛，真阳将绝；阳证四肢厥逆，属热深厥深，真阴将尽。此二证救治之辨也，然二证误治，变化无穷。（《中医病理学》）

四、人参杀人甚于盗贼

徐灵胎曰："天下之害人者，杀其身未必破其家，破其家未必杀其身。先破人之家，而后杀其身者，人参也。"盖人参之价值，在古极廉，而今世之人参则价昂无比，即丽参、洋参、花旗参等，亦价高数千倍也。今有医生入门，诊视病人，不究病之当服与不当服，一见病人之精神缺乏，入手即开人参，或无人参，必以他参代之。医生处方用参后，为人子者，父母有疾不购参，则以为不孝，一旦不起，抱恨终天；为父母者，儿女有病不购参，则认为不慈。但富贵之家，参价虽昂，尚无关系；贫乏之户则只有典质器物，或设法借贷以购之。如病之当服，服后果有起死回生之效，纵受经济压迫亦觉可喜；如病不当服，服后反增剧或促其速亡，则人财两空。更须负人参之债，岂非甚于盗贼，先夺其家而后杀其身乎？

《本经》云："人参味甘苦，性微寒，主补五脏之阴，安精神，定魂魄，止惊悸，除邪气，明目开心益智，久服轻身延年。"并无一字言及回阳补气。因邪热伤阴，五脏为亢阳所扰，得人参甘寒之助，养阴生津而清热，则有安之定之止之明之之效，绝无回阳补气之功。

仲景一切回阳方中，如四逆汤、通脉四逆汤、干姜附子汤、白通汤，绝不加此阴柔之品，反缓姜附之功，不能回阳。凡风寒咳嗽，头疼体痛，发热恶寒，气喘痰鸣，腰腹疼痛，胸痹心痛，肿胀癃闭及一切阴盛阳衰等症，误服诸参，不但无效而反增剧。故谚云人参杀人无过，良有以也。奉劝病家，切勿以人参、洋参、丽参、花旗参等，奉为回阳补气之至宝，遇病服之，诚有损无益。惟病后调养，或无病常服，尚可增进健康尔。（《中医

病理学》）

五、医验一得录序

余不敏，早岁束发受书，闻先正范文正公言"不为良相，当为良医"，心窃向往之。稍长，承庭训，从师习演岐黄，绍箕裘业，读仲景书，诵其序，心益怅然。益知医之为人所不可不习，乃遍索《素》《灵》《难经》《甲乙》《千金》《外台》而精研之，稍有所得，更就唐以下诸书，暨明清诸大家吴又可、喻嘉言、叶天士、张隐庵、柯韵伯、徐灵胎、黄坤载、陈修园、王孟英、唐容川、郑钦安等大著，挈长舍短而参酌之，见识较扩。

但以古今医籍更仆难数，极而穷之，亦力有所弗逮，甚或多歧而亡羊，思欲得一守约之道，而未能也。乃复取仲景书而钻研之，始恍然而悟，识别阴阳为治病之定法，守约之功，或在乎是。盖阴阳者，宇宙间两种反对性（反对性应为相对性）之代名也。此反对性于事于物，皆可窥知，表里也，光暗也，美恶也，雌雄也，寒热也，治乱也……无一而不现其对应反对之两性，故《易》言一阴一阳之谓道，而互有盈虚消长之象焉。此固我古先哲历久体验之所得，虽科学如何昌明，必终未能以易也，于病亦然。

人体有虚实强弱，客邪有风寒暑湿燥火，所感不同，为病亦异，纵感受相同，而因人体赋之强弱，气血阴阳之盛衰而传变亦不一。故凡万病皆有或阴或阳之症，宜深识而明辨焉，苟执一法以绳之，鲜有不失且误也。故治法贵在活泼圆通，宜求其阴阳、虚实、表里、寒热之实据而消息之，则所失者或寡矣。虽然阴阳之实据未易明也；阳极似阴，阴极似阳，未易辨也；将寒作热，将热作寒，虚虚实实，杀人而不悟者，比比然也。故余于此尝三致意焉。

幸于仲景书中别有妙悟，更益以陈修园、郑钦安、唐容川之阐发说明，而所谓金针之度者，其在斯乎。真阳者生气也，邪阴者杀气也（真阴真阳皆为生气，亢阳邪阴皆为杀气，此处系指有病时之邪阴亢阳而言，且其至理至深，非片言可尽读者，幸勿误会）。大易六十四象，疏阳爻多美辞，阳长阴消为吉兆，苟非亢极，无不以得阳为庆幸，阴盛为不祥。故春夏温燠，万物有生茂之机；秋冬寒冽，草木呈零落之象。人之少壮、衰老、康强、疾病，亦莫不以阴阳消长而顺宇宙之大化焉。即证以今日之科学，主万物之动者厥为热，因热生动，因动生热，动而不息，生生化化之机，于以出焉。设热力散漫衰竭，则搏搏之星球将或僵息已。

是以人之所患，常在阳虚；治疗之方，扶阳为准。近世人智进化，身多脆薄，阳虚者十常八九。设肆意寒凉，攻伐太过，其弊诚不可胜言也。故于生生之至理及10余年读书及临证经验之所得，凡遇阳虚不惮用姜附，且以人身脆薄，药必胜病之故，分两稍微加重，岂有他哉！诚以病情病势如此，不能不如此也。乌附虽为毒药，若用之得当，煎之极熟（宜以滚水煨用，一二两者，宜煎二三句钟，三四两四五两者，宜煎三四句钟四五句钟不等，总以偿之不麻为度），则有力起沉疴之功，并无熬干阴血之患，此《内经》所以云有故无殒，而仲景亦以为极有用之品也。

至于处方，余本仲景定法为旨规。盖仲景之法，本汤液遗意，去杂乱方药，制作有法，加减有度，极神妙，极稳妥，极有效，非后贤之所能仰窥。方虽百余，似觉不杂，变化活泼圆通用之，亦足以尽治万病而有余，此余之所以拳拳而服膺也。

呜呼！吾国医学，自唐宋而降，金元诸家逞辞臆说，不能阐明古法之真谛，徒为驳乱之管窥，歧道愈多，榛莽频遇，于是生人之道，转适为杀人之具矣。夫医道固非虚也，生杀凭乎反掌，影响捷于投石，何不深夜自思，改弦反辙，实事求是也哉。

近者，西医输入，一般醉心时髦者流靡然成风，取彼皮毛，诋我国粹，遂谓中医之理法不充，治多无效。殊不知中医之妙，全在气化，不泥形迹。彼西医者细菌之学固明，外科之手术固精，然治法则颠顸笨拙，用药不知君臣佐使、固本祛邪，则治效未能宏矣。至于标本阴阳之微，审治处方之妙，七方十剂之精则更瞠乎其后矣。以言细菌则细菌固有不足畏者（见丁福保译日人某氏著《医界之铁椎》西洋某医博士说），以言外科则内因之外科症，亦莫知其来由而无法治矣。他若偏用金石，燥烈之弊，尤不堪言。乃以一般浅识之徒，辄欲痛诋中医而推翻之，何不思之甚也？

退言之，夫天下之事理，能行之久远而不敝者，必有相对之价值焉。以中医之能历数千年而犹能保存而不衰者，必有可保存之价值，可知已。不然，西医未输入以前，而各种之症中医亦有能尽治者，岂中医尽为无用之学乎？且中医之长，非一言尽之也，一般通人亦有扬之赞之者（见丁译日人某著《医界之铁椎》及《华国杂志》陆锦燧著校"中西医论"）。故以余观之，中西医各有所长，设能虚心研究，参校得失，挈长舍短，以求沟通，则诚人类之幸福也；若互訾得失，不能虚心以求，亦无聊之甚也。

本年秋，余因读《中医杂志》，见群彦之论著蔚然可观，复观西医之诋诽，怒焉足慨，不觉技痒，爰不揣固陋，仅就平日治验之一得，录出数十条，就正大雅，尚望同志诸公，博雅君子，不遗管窥，俯赐匡正，幸何如之，是为序。

　　甲子冬月朔　蜀南会理佩衡吴钟权序于昆明市甘公祠街康和医馆（1924 年）

第七章

吴佩衡逸事

一、获救义子献诗文

1988 年 10 月 18 日，在"著名中医学家吴佩衡诞辰 100 周年纪念大会"上，当年患伤寒重症获救的前昆明市市长之子曾道坚先生已是昆明市西山区政协委员，其时距患病获治已经 45 年矣。他专程赴会并献诗一首，书为条幅（见下图）：

道坚伤寒病厥阴，
秉哲明断危难生。
义父药到春便回，
六经辨证妙如神。
先君得全心头肉，
复生吾子铭骨深。
欣逢诞辰庆百年，
彪焕千秋照杏林。

并注言："旧体一首实述当年患伤寒重症往事，范先生亦西医名家，曾惊叹为神（指留法博士、著名西医专家范秉哲）。生

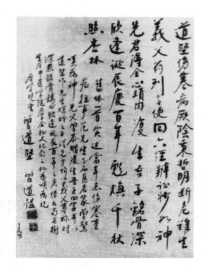

吴佩衡亲笔处方

父曾恭赠'复生吾子'（牌匾），并以道坚作先生螟蛉之子，从兄弟均以义父尊称，对深恩刻骨铭心。欣逢诞辰百年之庆，借云南省卫生厅、中医学院及学会征文纪念之机，为颂为祝。后学晚生：曾道坚，曾道镒。"（《著名中医学家吴佩衡诞辰100周年纪念专辑》）

2011年，曾氏后人包卉女士受病痛折磨，经友人推荐求诊顾树华主任，当时并未意识到两家渊源。

包卉回忆到："也许是机缘巧合，经一挚友推荐，我找到了顾医生。我赶到医馆时已是晚上8点，然而没想到诊室里还灯火通明，人头攒动；更没想到的是，顾医生居然还没吃饭，却依然耐心地为每一位病人把脉诊病，最后直到把诊室里所有的老人和小孩看完才肯吃饭……有一次，我在顾医生那儿翻看其外祖父吴佩衡老先生的医案，无意中看见一个伤寒病案与我堂舅的情况极其相似。虽然堂舅已去世多年，但舅母仍健在。由于心中疑惑，于是拿着病案去找舅母。经过验证，原来病案中的患者真是堂舅！这真是上天冥冥之中的安排！"

包卉的堂舅，就是在20世纪40年代患伤寒厥脱重症的曾道坚，当时先被送到范秉哲博士的医院，经相关检查后诊断为"肠伤寒"，使用各种抗菌针药近20日，仍剧烈腹痛难忍，随时有肠出血及肠穿孔的危险，真是命悬一线，危在旦夕，群医无策，嘱备后事。范院长的挚友徐彪南建议邀请吴佩衡先生前来诊治。

范秉哲（1901-1993），曾道坚夫人的伯父，毕业于法国里昂大学医学院，获医学博士学位。1937年，他亲自主持创办了国立云南大学医学院（今昆明医学院）并任院长。1942～1943年任国立云南大学医学院附属医院院长兼外科主任医师。新中国成立后回国，受到周恩来总理的亲切接见，之后任北京友谊医院外科主任，肿瘤研究所所长，是我国著名的胸外科专家。

徐彪南，内科专家，医学教育家，云南医学医药发展事业的奠基人和开拓者，曾任南京中央医院主治医师，新中国成立后任昆华医院院长，云南省卫生厅副厅长，中华医学会常务理事。

据包卉转述其舅母（曾道坚夫人）的回忆，吴佩衡赶到医院时已是晚上9点钟，当时病人嘴唇发青，腹痛难忍，不停地呻吟，身体不能转侧，已多日不能入睡，痛苦不堪。吴佩衡详细了解了病情经过，仔细诊过舌脉后，即以大剂量的附片、干姜、肉桂等药施治。1日后，曾道坚腹痛缓解，转危为安。（吴佩衡就留在医院每日诊视，每日1剂中药，每剂附片好几两。）第二日，每剂附片又增加剂量，病情明显减轻。5日后已不腹痛，饮食增加，脸色转红润。10日后，曾道坚精神、饮食、睡眠都已恢复如常，病已痊愈，但身体仍较瘦弱，吴佩衡又先后开了一些建中气、培脾胃、补气血的中药，连续调理了10余天，曾道坚已完全恢复健康，体质比生病前还健康。

整个救治过程惊心动魄，令人拍案叫绝。范秉哲先生亦西医名家，曾惊叹为"神"。

曾道坚痊愈后，其父曾恕怀命这个唯一的儿子认吴佩衡为义父，以谢救命之恩，并赠吴佩衡"复生吾子"四字。

二、虚怀处世焚对联

上一节曾道坚先生被吴佩衡救治后，有一个门生出于对吴的仰慕，书写了一幅对联：济世全凭寸心无任钦佩；处方独具斗胆有谁抗衡。

这是一幅嵌字联，称赞吴氏德艺双馨。平心而论，吴佩衡完全配得上这种赞誉。但吴氏看后，"认为言辞有过激和奉承之意，遂用典故对之予以开导，结果师徒二人高高兴兴把这副对联烧掉了"（《著名中医学家吴佩衡诞辰100周年纪念专辑》）。

三、京剧大师诉衷情

著名京剧演员关肃霜对吴佩衡十分怀念，在吴佩衡百岁诞辰之际，曾赋诗表达对吴老先生的"心祭"：

吴佩衡是我省著名的中医学家。我于1949年到云南后，第一个为我治病的中医便是吴老先生。吴老酷爱京剧，台上看我演出，台下断我病灶，情谊甚厚。我幼小练功时遗留下的经痛病就是吴老治好的。今先生百岁诞辰，赋小诗一首，聊表心祭。

闻名遐迩吴附子，

妙手回春源流长。

神州国宝逢雨露，

京剧中医共放光！

关肃霜

1998年10月10日

（《著名中医学家吴佩衡诞辰100周年纪念专辑》）

四、医患三代结奇缘

2006年，昆明市民黄有兰的孙子3岁，体弱多病，经人引荐结识了圣爱医馆的顾树华医生。此后6年多，她和老伴、儿子、孙子因病经常与顾医生有来往，从中感受到顾医生精湛的医术和高尚的医德。尤其是2008年2月，年已花甲的黄有兰被确诊为胃癌，令她难忘的是术后10多天，顾医生竟亲自到医院看望她，用自己岳母的病例鼓励她渡过化疗难关。

顾医生用附子为主的汤药为她进行调理，使她的体质得以逐渐改善，免疫力得以提高。随着与顾医生交往的加深，黄有兰得知顾医生是滇省四大名医之一——吴佩衡老先生的嫡外孙，自幼随外祖父习医，是吴氏学术思想的第三代传人。

2011年8月的一天，黄有兰与老父黄桂林先生聊天时，谈到附子与吴佩衡老先生，她即把与顾医生的交往告诉了父亲。黄老先生听后，思索片刻说道："新中国成立初期，吴老先生为我和家人开具的药方可能还保存着几份。"黄有兰

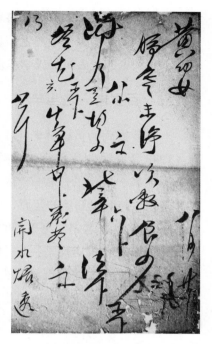

吴佩衡给黄有兰开具的处方

喜出望外，当即与父亲寻找，还真就找到3张20世纪五六十年代吴老先生为黄老先生、黄老夫人等开具的药方。历经半个世纪，宣纸写就的方笺显出些许沧桑。当天黄有兰和父亲就赶到圣爱医馆把3张药方送到顾医生手中。顾医生看着外祖父熟悉而苍劲的笔迹，兴奋而感慨。

黄老先生不时向女儿谈起早年与吴老先生的交往。此后居然又找到3张吴佩衡为黄老先生开具的处方，再次交与顾医生。其中有一张竟是吴佩衡50多年前为幼年时的黄有兰所开具的（附图），如此奇巧的事发生在黄、吴两家与顾医生之间，实在不能不说是缘分。黄有兰说："通过我6年多的亲身感受，以及我与

父亲的回忆，我觉得顾医生很多地方都与吴老先生相似，他的确是继承和发扬了吴佩衡老先生高超的医术和高尚的医德，也充分说明了我们家四代人与吴氏学术流派有着深厚的不解之缘。"

五、百岁老人忆当年

上一节提到的黄桂林老先生生于 1918 年，原籍四川省合川县。1943 年在昆明宝善街"诚益堆店"任经理。堆店（注：货栈）里住客、堆货的规模在当时昆明不算小，各路商贾常来常往。老先生与四川等地的药商、昆明中药店常有来往。其中，四川附子是吴佩衡老先生离不开的药物，用量很大。老先生回忆："吴老每次在诚益堆店均是一驮一驮地购进，其药方使用附子数量之大，在当时的昆明没有第二人。""新中国成立前，昆明市曾市长及昆华医院秦院长两人的儿子先后因病危重请吴老诊治，吴老即以用量极大的附子经方将其救活治愈，传为佳话。"

他说："从吴老先生每一份发黄的药方上，不仅能看出吴老的医术、医德和文笔风采，还能看到吴老接受新鲜事物、与时俱进的特点。"他指着吴老 1957 年 3 月为他开具药方的左上角"公斤"两个字说："这就是吴老在新中国成立初期积极参与政府提倡计量单位改革的体现。当时老秤制的一市斤等于新秤制的六公两

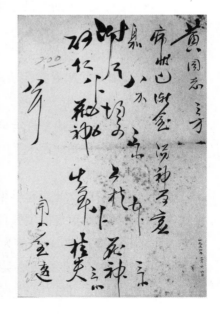

二钱五，换算极其繁杂，很多老中医都不愿进行换算。而吴老却例外，并在每一份药方左上角位置注上'公斤'，还画上圈，以示此药方的计量单位为新秤制。这的确是十分难得的。"

黄桂林老先生今年已经 99 岁高龄了，依旧精神矍铄，思维敏捷，耳聪目明，喜好书法。回忆起数十年前与吴老先生的交往时，思路清晰，谈吐自如，特意展纸书写一张条幅"忆"当年，为吴佩衡德艺双馨留下难得的史料证据（见图）。内容如下：

憶

余與吳佩衡老先生往昔乃忘年之交時因中藥材之業務後來甚密故關係頗近今當年之摯友僅找一人尚還健在今年是他老人家誕辰一百二十五週年轉瞬晉亦是九十六歲矣之人矣吳老精用附子坊間皆福吳附子他不僅醫術精湛還具有濟世活人之德數十年前某日午后我在其家中閒聊遇一位衣著不整形色憔悴農夫模樣中年男子前來求診吳老熱忱詢詠耐心轉服即開具藥方不僅分文未取還給坐開車枚令抓藥此事難時已父遠去今仿印象頗深興吳老發誼甚篤然承之家人身體有恙常請其診治服藥後療效顯著故對吳老親筆所開之醫方十分珍惜經世態滄桑而今已六十餘載仍然妥善珍藏吳老當年親筆為我秀人及妻和時年三歲的女兒開具藥方原件數張誠其珍貴之歷史文物日前已贈與吳老之外孫顧樹華醫生為之收藏以傳承吳老醫業流芳後世耳

貳零壹叁年柒月

誠益老人黃桂林撰書時年九十有六

于梁源小區寓所

余与吴佩衡老先生，往昔乃忘年之交。时因中药材之业务往来甚密，故关系颇深，迄今当年之挚友仅我一人还健在。今年是他老人家诞辰125周年，转瞬吾亦是96岁耄耋之人矣。吴老精用附子，坊间皆称"吴附子"。他不仅医术精湛，还具有济世活人之德。数十年前某日午后，我在其家中闲聊，遇一位衣着不整、形色憔悴农夫模样中年男子前来求诊。吴老热忱询诊，耐心号脉，即开具药方，不仅分文未取，还给半开一枚（注：半开是近代云南、贵州、四川、广西部分地区民间对云南铸造的每枚重库平三钱六分的小银元的称谓。以其抵通用银元的半元而得名），令其抓药。此事虽时已久远，至今仍印象颇深。因与吴老友谊甚笃，我或家人身体有恙，常请其诊治，服药后疗效显著，故对吴老亲笔所开之医方十分珍惜。虽经事态沧桑，而今已六十余载，仍然妥善珍藏。吴老当年亲笔为我本人及妻和时年3岁的女儿开具之药方原件数张，极具珍贵之历史文物。日前已赠与吴老之外孙顾树华医生为之收藏，以传承吴老医业流芳后世耳。

诚意老人黄桂林撰书年九十有六　二零一三年柒月　于梁园小区寓所。

2015年，黄老以98岁高龄，前往吴佩衡扶阳学术流派第二代传人顾氏兄弟名医堂参观，手书八字"传承祖医　用心看病"，赠吴佩衡先生外孙顾树华主任。

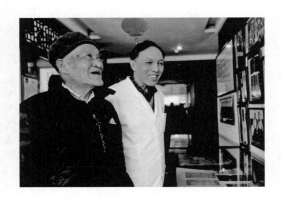

六、胆识救治于书记

1966 年春，中共中央西南局书记于江震患肺心病病危，在成都金牛坝宾馆特设病房中抢救。吴佩衡受云南省委派遣，由吴生元陪同，与省委书记阎红彦同机飞赴成都参加救治。当时参与抢救的戴自英等著名的 21 位一级教授已先期抵达，包括原成都中医学院院长李斯炽、重庆中医研究所所长龚志贤等，专家组组长为四川医学院院长、著名内科专家曹钟梁。每天组织会诊，直接向周恩来总理汇报病情。

吴佩衡到达时，专家组已决定行气管切开术。他仔细诊查病人后，剖析病情，据理力争，阻止气管切开，力主以中医药治疗。众专家交头接耳，惊叹不语，病床前瞬间的沉默几乎使空气凝滞，吴生元在旁也为父亲捏了一把汗。最后，这一决定得到患者及家属的认可。吴立即书写处方，第一剂用了 200g 附片（处方见"大回阳饮"一节中于江震案）。然后由吴生元到成都大药店选购最好的上肉桂，并连夜守在 3 个电炉旁煨煮、试服后，再给病人服用。

服药后，于书记病情开始缓解，患者对祖父信任有加，只服吴氏开的药。以后附片逐渐增加。15 天后，患者已能坐起。经一月余的紧张救治，患者已脱离危险，各项指标均趋于正常，遂安排吴氏父子在宾馆休息一日。唯咽部痰液培养有绿脓杆菌，专家组认为有炎症，有人并言"不能再服附子、干姜、肉桂了"。于是重新用抗生素，并给服重庆中医研究所专家所拟之方。

二日后病情反复，原有各症又一一出现，且恶寒发热，体温 38.6℃。专家组焦急万分，又邀吴氏"大会诊"。有关人员开始不承认给患者服过其他中药，后经检查药渣，内有人参、北芪、黄连、黄芩、天葵子等，才说出已给服此药。

吴氏认为此属心肾之阳未复，复用寒凉致阳气衰微，饮邪上泛。急以大剂回阳饮加味投治，附片用400g。此后每日巡诊，附片逐日增至800g，随证酌加公丁香、砂仁等。

10余日后，各症减轻，已不咳喘，饮食正常，精神渐增，二便调，活动自如，每日可外出散步。一个半月后，可以下床走路。患者病情稳定，日趋康复，吴氏父子遂返昆明。（据吴生元回忆及"我的祖父——吴荣宗回忆录"）

七、附子一斤救团长夫人

在吴佩衡诞辰100周年纪念大会上，云南大理州李宝锟先生回忆："抗战"时期，国军将领薛岳守卫长沙，屡歼日寇。云南组织滇军团长若干人赴湘参观学习。李的表兄方家治亦奉命参加，而其表嫂玉卿正值病危，中西医束手无策。前曾请某中医诊治，不给开方，告诉家人准备后事。其婆母哭泣，遂请吴佩衡诊治。次日清晨，有表姐催促李到方府，老太太说吴先生昨晚处方时说："不会死，药不重无力，用土锅煨服。已请雷某等亲友斟酌，都不置可否，今请侄儿主病。"李接处方，见用附片一斤，盐附子四两……令人骇然。思考久之说："今不服药待毙，勿宁服药救生，侄儿虽不知医，但深信吴先生医术无误，请即煮药。"于是连服数剂，终于起死回生。玉卿嫂高龄至今健康，先生之方奇效如此。（《著名中医学家吴佩衡诞辰100周年纪念专辑》）

八、白通汤救治县长女

1929年，当时的蒙自县县长之女廖某，15岁。冬季患伤寒症，经某西医诊治，身热20余日不退。该医施尽各种方法未效，遂力主注射灌脓针。此前有一张连长，亦患是病，打灌脓针热乃不退，且打针处竟溃烂至骨，逐日流清浓淡血水，形成骷髅，神识昏愦，竟至不起，临死热仍不退。廖女今即由该医诊治，有鉴于此，闻之生惧，故未敢轻试，即延吴佩衡诊视。视其舌黑唇焦，面青颧赤，脉浮大而空，神昏谵语，夜则尤重。判断为伤寒寒入少阴，阴盛格阳之证，以白通加人尿猪胆汁汤为治。1 剂后即汗出淋漓，脉静身凉；继以扶阳辅正，3 剂而痊。（"驳冯友兰论中西医药"）

九、民航局长自筹附子

1965 年，北京民航局局长赵某，来请吴老诊病。赵局长患风湿关节炎疼痛数年，在北京曾请多位著名中西医诊治，服过中西药，效验不显，特慕名远道而来请吴老为治。患者来时挂手杖上楼，步履艰难，须赖护理人员搀扶。吴老诊后说：须用大量附子配方为治。但当时昆明药材公司川附片供应紧缺，难以大量买到。赵局长回答说："我可以到成都购买。"买回一小布袋约 5kg。吴老说："可以，够用了。"于是开始治疗。用川附片配方，从二两开始，复诊又加至三两，再加到四两为止。一共煎服了近 30 剂，患者上楼到吴老客厅，已经不必挂手杖，也不必要人搀扶而获愈。（《著名中医学家吴佩衡诞辰 100 周年纪念专辑》）

十、冷水奇治春温病

李某，女，年五旬，住四川省会理县。1920 年 2 月患春温病已 5 日，延吴佩衡诊视之时，见其张目不寐，壮热烦渴而饮冷，舌苔白厚而燥，舌尖绛，唇焦齿干，脉来洪数，恶热头痛，小便短赤。据云已服发表之剂未愈。查前所服之方，系用羌活、独活、苏叶、荆芥、防风、柴胡、葛根之剂。服后但见头汗出，身热尤甚，气粗而喘，烦渴引饮。

吴氏断为春温病误用辛温发散，耗劫阴液所致，急须清热养阴生津为治。因居处远乡僻壤，药材缺乏，未能如愿配方。但见患者烦渴索饮之状，遂与冰凉之冷水任意饮之。饮一碗尽，自言心中爽快，又求再饮。饮至四碗，顿觉清凉不烦，竟然闭目熟睡。俄顷则见汗出淋漓，湿透内衣。约半个时辰后再诊，已脉静身凉，津液满口，诸症悉除。

吴氏总结说："春温初起，客邪内传与阳明燥气相合，误投辛散发表，不但邪不得解，反致伤阴劫液，内热燔炽，水源涸竭。今得冷水相济，补阴救焚，从而阴阳调平，气机通达，则汗出而引邪外散。此为饮冷水救阴液之例，当与人参白虎汤清热生津救焚之意谋同，故能获此良效。"

温热病证，内热如焚，真阴欲竭之际，急需清凉之剂以济之，西瓜汁、鲜梨汁，甚至清凉冷饮，皆可以滋添阴液。某些病家或医者囿于习俗，以为凡病皆须忌生冷，虽病热者苦索无已，尚不知其相宜而须投之。实热病情，以硝黄石膏为治，其效若灵，滋阴清热苦寒之品在所必用，又何须拘禁于生凉哉!（《吴佩衡医案》）

十一、参观洋人手术

吴佩衡早居名医之列，在西南及全国都有影响，但仍勤奋好学，学而不倦，对西医不抱门户之见。20世纪40年代，有一次吴氏到法国人在昆明创办的甘美医院会诊内科病人，听说法国医生罗冉拉荷（Lauzalaor）正要做胃肠吻合术，随即主动提出要参观一下。在那个年代，如此知名的中医，竟要全身穿戴隔离衣帽，进入手术室，专注地去观摩外国医生做胃肠吻合术。这种好学不倦，不抱偏见的医风，使法国罗冉拉荷医师亦很钦佩。(《著名中医学家吴佩衡诞辰 100 周年纪念专辑》)

十二、百年挽联精品选

在"著名中医学家吴佩衡诞辰 100 周年纪念大会"上，各界人士奉上许多悼念楹联，颂扬吴佩衡先生的道德文章，其中不乏精品，这里选录若干，均见于《著名中医学家吴佩衡诞辰 100 周年纪念专辑》。

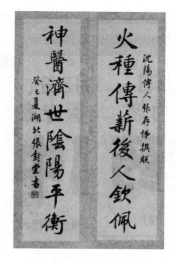

作者张存悌所撰嵌字联

悟彻伤寒论精微，用药处方，不超十味；

推崇郑钦安离坎，辨证施治，注重八纲。

幼学壮行，为蜀滇增色；
理明术硬，是钢铁打成。

辨证分热寒，将承气、白通运用各一；
扶阳重心肾，与钦安、坤载鼎立而三。

许子建

一把火神万人疴疾冰寒尽扫；
千秋伟业百代学子春雨常薰。

后学　杨柏如敬撰并书

学邃灵素究阴阳，
术继长沙阐笙南。

韩统勋敬颂

论伤寒，尊经方，行方亦智园；

重扶阳，用附子，心小而胆大。

学生　马逢生敬书

独步天雄，桃李成林。

苏涟题

以善用附子出名，人讥其偏，我服其专，其语如直弦，每诤面折庸虚能树敌；

因回溯长沙相契，始为吾友，终是吾师，吾学方亲炙，何期身遭放逐得凶闻。

彭稚如于鹤庆

第八章

吴门后裔简介

　　吴佩衡子女众多，其家庭中不仅学医的人多，而且各科覆盖面广。儿女辈共有八人行医，孙辈十七人行医，重孙辈中已有六人习医。

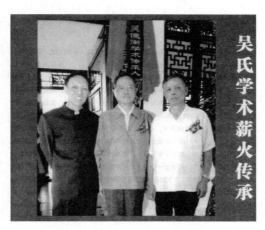

吴门后裔吴生元（中）、顾树祥（右）、顾树华（左）

　　他鼓励子女报考西医大学，又主张他们回过头来再学习中医。"20世纪60年代初，吴佩衡就要求把刚从西医学院毕业的五儿吴生元和大孙女吴荣华（吴华）留在中医学院，用两套方式进行培养，得到当时省委第一书记的支持：'今后吴老的儿孙毕业几个，就留下几个，要他们来继承吴老的事业。'"

20世纪60年代至今，虽然其学术继承人如长子吴少衡、胞弟吴镜波、女婿顾恒章、女儿吴元慧及吴元坤、侄儿吴济堂、长媳陈菊仙、外孙顾树祥相继逝世，但可喜的是，其儿子吴生元、孙女吴荣华（吴华）、孙子吴荣祖、外孙顾树华等都成长为国内、省内名医，均为吴门学术思想的优秀继承人。（《中华中医昆仑·吴佩衡卷》）

"文革"后，著名中医学家任应秋教授在云南考察了吴佩衡学术继承的情况后，曾感慨道："全国各地的名医传承工作，还是吴门后裔做得好。"

吴生元教授为吴佩衡主要学术继承人，曾担任云南中医学院中医系主任、附属医院院长，云南省名中医，第二批全国老中医药专家学术经验继承工作指导老师，深受病人欢迎。其新著《扶阳存津，擅用温通大法——吴生元学术思想与临床经验集》于2015年1月问世。

孙女吴荣华，教授，主任医师，曾担任云南省中医研究所所长、昆明医学院中医教研室主任及附属第一医院中医科主任、云南省政协常委等职，为吴佩衡扶阳学术流派第二代传人。

孙子吴荣祖，主任医师，教授，曾担任昆明市中医院院长、昆明市市政府参事等职，被评为昆明市优秀学术技术带头人，为吴佩衡扶阳学术流派第二代传人。

2013年7月8日，在昆明市古色古香的延寿堂，各界人士共同见证了一件吴门盛事——吴佩衡先生外孙顾树祥、顾树华组建的"吴佩衡学术顾氏传承践行工作室"隆重成立。2014年1月25日，在同样古色古香的圣爱中医馆，成立了"吴佩衡扶阳学术流派第二代传人顾氏兄弟名医堂"，标志着吴门祖孙三代薪火相传的兴旺局面。本丛书主编张存悌教授撰联"吴氏嫡传并蒂芳华，火神宗脉普呈康祥"以贺。

上述吴佩衡先生后裔虽然都已退休，但仍然活跃在临床一线，发扬吴门传统，深受病人欢迎。尤为可喜的是，吴门第四代如重孙吴文笛、重外孙顾然等也已走上扶阳之路，真可谓后继有人，其中顾然在吴佩衡学术继承人吴生元教授的指导下研究家学已取得可喜成绩。

下面仅举吴氏外孙顾树祥几则验案，与吴氏医案对比，领略其继承乃祖之遗韵。

■病毒性心肌炎案

李某，女，39岁。因病毒性心肌炎住院治疗月余，现已病危，医院已下4次病危通知书，邀我前往诊治。患者平卧在床，两眼微闭，面红，已输液红霉素近20余天，仍高烧不退，无力答话，睁眼或稍偏头则眩晕大作，饮食不下，脉沉微细数无力，舌淡苔白、边尖有齿痕，四肢厥冷。辨为阳虚欲脱，已成戴阳症，拟白通汤回阳收纳，以挽一线生机。

附片100g，干姜24g，葱头3茎，2剂。

药尽发热渐退，面红已消，能起坐食粥，欲脱之阳已渐复。仍短气乏力，心悸时眩晕作，更以真武汤温肾扶阳，镇水宁心。

附片100g，生姜3片，白术15g，杭芍10g，茯苓30g。

服药2剂后，大有好转，已能起床自理，露出笑容，心悸眩晕未作。续投以大回阳饮强心固肾。

附片100g，干姜24g，上肉桂10g，甘草10g。

服药1周出院，调理月余，恢复工作。

按：本例阳脱于上，危在旦夕，万不可误认高烧、面红而为阳证。生死之间，差以毫厘，谬之千里，全在神情萎靡、四肢厥冷处着眼。急用白通汤回阳固脱，继以真武汤温肾扶阳，后用大回阳饮挽回生机。皆以经方投用，用药之简净，实有乃祖风格。（《经典火神派医案点评》，下同）

■下利案

倪某，女，34 岁。1983 年冬不慎煤气中毒住院抢救，又食生冷而致腹泻，输液三日而下利不止，邀顾氏诊治。日下利十数次，便中带血，干呕烦躁不安，食不下，饮水即吐，面赤肢冷。舌苔淡白，脉微欲绝。治以白通加猪胆汁汤，扶阳育阴。

附片 100g，干姜 24g，葱头 3 茎。鲜猪胆汁 1 个，嘱其每服药 1 次，针刺十余滴兑服。

服药 1 剂，面赤已退，干呕渐平，心烦大减。2 剂尽，脉缓有神而诸症渐愈，继以四逆汤、附桂理中汤调理而愈。

按：与上案相比，本案除厥逆、脉微、面赤等戴阳症表现外，多了"干呕、烦躁不安"之症，恐阳药格拒不纳，因加猪胆汁之苦寒反佐，显示圆通之妙。

■午后发热案

杨某，女，30 岁，2008 年 11 月 28 日诊。午后发热已 20 多日，一直用抗生素输液治疗未效。症见面色㿠白无华，头昏，神疲体倦，少气懒言。经化验检查，排除"伤寒""肺结核"。舌淡苔薄白，脉沉细无力。诊为阳虚发热，法当回阳收纳、引阳归舍，方用白通汤加味治之。

附片 40g，干姜 15g，北细辛 6g，葱头 3 枚，2 剂（第一剂以生姜代干姜）。

三日后相告，服第一剂药后发热渐退。2 剂药服完，热未再发，精神恢复。

　　原按：阳虚发热时有发生，临床治十数例，皆以此法治之，2剂收功，无一不效。此方妙在细辛配合姜、附，可把外浮之阳纳之归舍。

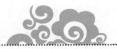

参考文献

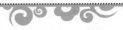

［1］郑钦安 . 医理真传［M］. 北京：中国中医药出版社，1993.

［2］郑钦安 . 医法圆通［M］. 北京：中国中医药出版社，1993.

［3］唐步祺 . 郑钦安医书阐释［M］. 成都：巴蜀书社，1996.

［4］吴佩衡 . 吴佩衡医案［M］. 昆明：云南人民出版社，1979.

［5］吴佩衡 . 吴佩衡医案［M］. 北京：人民军医出版社，2009.

［6］吴佩衡 . 麻疹发微［M］. 昆明：云南人民出版社，1963.

［7］吴生元 . 中华中医昆仑·吴佩衡卷［M］. 北京：中国中医药出版社，2011.

［8］吴生元、明怀英 . 吴佩衡中药十大主帅古今用［M］. 昆明：云南科技出版社，1999.

［9］黄煌 . 医案助读［M］. 北京：人民卫生出版社，2001.

［10］张存悌 . 火神郑钦安［M］. 北京：中国中医药出版社，2014.

［11］张存悌 . 中医火神派探讨［M］. 2 版 . 北京：人民卫生出版社，2010.

［12］张存悌 . 火神派示范案例点评［M］. 北京：中国中医药出版社，2014.

［13］张存悌、任岩东 . 经典火神派医案点评［M］. 沈阳：辽宁科学技术出版社，2016.

［14］吴佩衡 . 吴佩衡伤寒论讲义［M］. 北京：学苑出版社，2020.

［15］李继贵 . 论吴佩衡中药十大主帅的立论基础［J］. 云南中医学院学报，1993（1）：7-10.

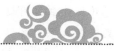

后记一

在我与顾树华的通力合作下，本书终于画上句号。我仍感意犹未尽，还想再说几句。

1. 对佩衡公的评价

在我开始研究火神派的时候，佩衡公医案是我读到的第一本医案，正是这本医案集让我最先领略了火神派的用药特色。郑钦安虽然有3本著作，但是没有留下医案集。而中医是一门实践性很强的科学，要研究一个医派的学术思想，仅靠理论是难以揣摩透彻的，必须借助其大量医案才能加深理解，各家医派都是这样，否则只能纸上谈兵。无奈只有找火神派传人的医案。幸运的是，我找到的第一本医案集就是《吴佩衡医案》，正是这本书引导我踏入火神派之门。我至今庆幸出手就找到最正宗、最重要的火神派名家医案，这也许是缘分吧。

在我研究火神派的过程中，逐渐形成一个观点：诸多传人中，佩衡公称得上郑钦安最忠实的传人，最重要的代表人物，可以说是郑钦安之后火神派第一人。推敲佩衡公的方药韬略，与郑钦安相比，不仅神似，亦且形似，带有明显的经典火神派风格。因此，在我有关火神派的几部著作中，都将佩衡公摆在火神派传人的第一位，有书为证。我曾经说过："经典火神派是一种较为纯正的境界，一般人不容易达到。"眼见所及，只有佩衡公、范中林、唐步祺、黎庇留等几位先生才有这种风范，欲研究经典火神派套路，当从上述诸家医案入手方是。

2. 感谢吴门后人的大力支持

在我学习、研究佩衡公学术，包括本书撰写时，都感到资料难觅，吴生元教授、吴华教授、吴荣祖教授、顾树华主任等吴门后人都给予了大力支持，多次赠予书籍资料。他们曾多次邀请我参加有关佩衡公的学术研讨会议，每次都盛情接待。

借此机会，我想再次建议，最好为佩衡公的著述出一本医文全集。他有很多专著，尤其是《伤寒论讲义》等久未再版，委实值得出版一部全集。就传承学术而言，恐怕没有什么事比得上出版医文全集更有意义、更有价值了。

3. 关于本书写作

本书撰写由吴门后人来写当然是最合适的。作为《火神派著名医家系列丛书》的总编，我首先建议佩衡公应该入选丛书规划，并提议由树华来写，这就涉及我与树华的交往了。我与他相识于2008年北京"第二届扶阳论坛"，他注意到我对佩衡公的研究，我则欣喜他是吴门后人，且真诚执着。两人相见恨晚，就此开始交流。他和吴生元教授等曾多次邀我到昆明参加学术活动，我则见证了他在佩衡公的学术道路上日渐成熟、医名渐盛的历程。他的患者盈门，经常从上午看病到夜间11点多钟，有时甚至凌晨1时许，为此我曾多次劝他注意节劳。

当我提议由树华来撰写本书时，他同意并写了部分内容。但由于诊务繁忙，树华邀我共同撰写本书。树华竭力收集到许多手稿，包括多方收集的佩衡公的方笺手迹，以及未曾发表的文章、图片等，摞起来足有二尺多高，为本书提供了丰富素材。可以说没有他的努力，本书难以成稿，至少不会如此丰富多彩。此外，我们邀请吴生元教授担任本书顾问，也为本书质量提供了保证。总之，本书可以说是树华为乃祖的学术传承所做的一件实事。

就我而言，对佩衡公的学术曾经下过功夫，在自己的书中曾多次整理其理论经验，因此撰写本书可以说是心里有谱的。多年来，我从佩衡公的道德文章中获益良多，深怀感激之情，因此想发掘得更深一些，采撷得更广一些，更能彰显佩衡公的学术精髓，以期能在医林中为其树起一座丰碑。至于成效如何，尚待读者评议。

本书是继《火神——郑钦安》《霹雳大医——李可》之后，我为"火神派著名医家系列丛书"撰写的第三册，作为丛书总编，也算尽到薄力。为此要感谢责编张钢钢，他的眼光和见识促成了本书的诞生。

最后要感恩本书读者，有各位的研读和传播，才使火神派的理法传承下去，而这正是本人的愿望。

张存悌　于沈阳天德门诊部

2016 年 5 月 22 日

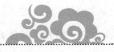

后记二

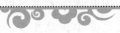

2016年，是我外祖父吴佩衡先生诞辰130周年。我自幼在老人家膝前浸润家学。1966年起，正式师从孃孃吴元坤、舅舅吴生元，至今正好50年。

50年前，我不及弱冠；50年后，我年近古稀。半个世纪坚持研习、传承家学，感悟良多。多年来欲对外祖父学术思想及其为中医发展的献身精神等方面进行整理，为吴氏家学的传承留下些文字，以报传道授业之恩，告慰恩师吴元坤在天之灵。只是忙于应诊，虽已进行了一些整理工作，但未结集成书。

机缘巧合，2008年在北京参加学术会议时结识张存悌教授，甚为投缘，二人袍泽相待。张教授研究吴佩衡学术思想多年，曾3次亲赴昆明，与吴生元教授等吴门后裔晤学。近年，他着手策划编写《火神派著名医家系列丛书》，我有幸获邀，参与编著《吴附子——吴佩衡》。吴生元教授给予大力支持与指导，并亲自为本书作序。我的七孃吴元麟提供了大量翔实的第一手资料，具有很高的文献价值，充实了本书内容，我的表姐吴华、表哥吴荣祖等，对我多年的研究工作给予了很多帮助。手足情深，谨此一并表示衷心的感谢。

我儿顾然，立志高起点、高层次传承研究家学，现于北京中医药大学攻读硕士研究生，在本书撰写中竭力协助，做了大量案头工作。

　　玉本天成，琢需灵气，我辈尚须努力。

　　　　　　　　　　　　　　　　　　　　顾树华

　　　　　　　　　　　　　　　　　　2016 年 5 月